AF590638

DICTIONNAIRE

CRITIQUE ET RAISONNÉ

DES

ERREURS ET PRÉJUGÉS

EN MÉDECINE,

PAR

B. LUNEL,

PROFESSEUR D'HYGIÈNE A L'ACADÉMIE
DES ARTS ET MÉTIERS DE PARIS, MEMBRE
DE L'ACADÉMIE IMPÉRIALE
DES SCIENCES DE CAEN, ETC.

« On n'est pas utile à la science seulement
par ce qu'on achève, on l'est aussi par ce
que l'on commence. »

PARIS,

GRUNER, LIBRAIRE-ÉDITEUR.

Rue Serpente, 26.

1854.

DICTIONNAIRE
CRITIQUE ET RAISONNÉ
DES
ERREURS ET PRÉJUGÉS
EN MEDECINE.

(Anatomie, — Physiologie, — Hygiène, — Pathologie, — Thérapeutique, — Physique, — Chimie, etc.)

PAR

B. LUNEL,

Membre de l'Académie impériale des Sciences de Caen, etc., etc.

UN VOLUME FORMAT CHARPENTIER.

PRIX : 3 FRANCS 50 CENTIMES.

S'il est un livre capable d'intéresser le médecin, le magistrat, l'homme du monde c'est bien celui qui s'applique à détruire les nombreux préjugés qui sont encore du domaine des sciences médicales.

Pour atteindre ce but, il fallait compulser une foule d'ouvrages, tant français qu'étrangers, en extraire la substance relative à notre sujet, la présenter d'une manière claire et concise ; enfin, dans certain cas, consulter les hommes les plus compétents de la science. Ces difficultés ne nous ont point effrayé, et nous croyons qu'on nous saura gré de notre persévérance.

Il suffira d'ailleurs de lire les articles : **Charlatans, Chirurgie, Coffinisme, Économie médicale, Hérédité, Léthargie, Magnétisme animal, Médecins, Médicaments, Méthode Raspail, Pharmacien, Physiognomonie, Tables tournantes,** etc., etc., pour juger de l'originalité de l'ouvrage que nous offrons aux médecins et au public éclairé.

Adresser un mandat franco de 3 fr. 50 cent., à M. B. LUNEL, rue Jacob, N° 42, à Paris.

NOTA. Les 1,000 premiers souscripteurs au *Dictionnaire des Erreurs et Préjugés en médecine*, recevront en PRIME, en ajoutant 50 centimes à leur mandat, la BIOGRAPHIE D'ARAGO, avec portrait, suivie des discours prononcés sur sa tombe par MM. Flourens, Barral, etc., et de notes scientifiques sur le Diabète, la Polarisation de la lumière, la Télégraphie électrique.

Paris. Imp. de Mme de Lacombe, rue d'Enghien, 14.

103

DICTIONNAIRE

CRITIQUE ET RAISONNÉ

DES

ERREURS ET PRÉJUGÉS

EN MÉDECINE,

PAR

B. LUNEL,

PROFESSEUR D'HYGIÈNE A L'ACADÉMIE
DES ARTS-ET-MÉTIERS DE PARIS,
MEMBRE DE L'ACADÉMIE IMPÉRIALE DES SCIENCES
DE CAEN, ETC.

PARIS.

GRUNER, LIBRAIRE-ÉDITEUR,
RUE SERPENTE, 26.
1854.

Paris. — Imp. de Mme de Lacombe, rue d'Enghien, 14.

PRÉFACE.

S'il est un livre capable d'intéresser le médecin, le magistrat, l'homme du monde, c'est bien celui qui s'applique à détruire les nombreux préjugés qui se rattachent aux sciences médicales. Pour atteindre ce but, il fallait compulser une foule d'ouvrages tant français qu'étrangers, en extraire la substance relative à notre sujet, la présenter d'une manière claire et concise; enfin, dans certains cas, consulter les hommes les plus compétents de la science. Ces difficultés ne nous ont point arrêté, et nous croyons qu'on nous saura gré de notre persévérance.

Il y aurait plus que de la présomption à croire que la médecine soit exempte d'erreurs aujourd'hui, mais nous devons dire aussi que peu de sciences ont plus profité de l'expérience et de la critique. Les anciens médecins puisaient leur instruction dans l'observation des faits relatifs aux maladies, à leurs causes, etc.; les médecins de notre époque ont pris pour guide la nature, et dès lors, leurs inductions étant puisées dans les faits, leurs notions sont devenues plus positives. D'ailleurs, si les médecins, qui ont fait une étude consciencieuse des dogmes de leur art, ne sont pas exempts d'erreurs, combien de personnes étrangères aux études médicales en commettent lorsqu'elles veulent s'ériger en gardiennes de la santé? Le trait du bouffon *Gonelle*, qui paria avec un duc de la maison d'Espagne qu'aucun métier n'était plus généralement exercé que la médecine, et qui gagna son pari, est une preuve de nos assertions.

C'est parce que les erreurs commises autrefois par les médecins composent cette foule de préjugés restés dans le public, que nous avons eu l'idée de composer notre travail, et quelque long, quelque pénible qu'il dût être, nous n'avons point hésité à l'entreprendre, persuadé que nous étions de son utilité.

Nous croyons d'ailleurs qu'il est peu de médecins qui n'aient quelque chose à apprendre dans notre Dictionnaire ; et si nous avons cité souvent le nom d'hommes distingués dans le corps médical, c'était pour donner plus de poids à notre opinion qui se trouvait dans ce cas tout à fait identique à la leur.

En lisant les articles *Ambidextre*, *Charlatan*, *Chirurgie*, *Coffinisme*, *Economie médicale*, *Hérédité*, *Léthargie*, *Magnétisme animal*, *Médecine*, *Médicament*, *Méthode Raspail*, *Pharmacie*, *Physiognomonie*, *Tables tournantes*, *etc.*, on se fera une idée de l'originalité de l'ouvrage que nous offrons au public éclairé.

B. LUNEL.

DICTIONNAIRE
CRITIQUE ET RAISONNÉ
DES
ERREURS ET PRÉJUGÉS
EN MÉDECINE.

A.

Abracadabra. — Mot magique, auquel la superstition attribue le pouvoir de guérir la fièvre, surtout les fièvres quarte et hémitritée (demi-tierce). — D'après *Seranus Sammonicus,* ce mot, pour avoir le pouvoir précité, devait être écrit en triangle sur un papier carré, plié de manière à cacher l'écriture et attaché à un ruban qui devait suspendre cette amulette du cou au creux de la poitrine. On la portait ainsi pendant neuf jours, puis l'on se rendait, avant le lever du soleil, sur le bord d'un fleuve coulant vers l'Orient, après quoi l'on détachait du cou le mot *Abracadabra* qu'on jetait derrière soi, sans oser le lire. Ce préjugé est sans contredit la formule de ce genre qui eut le plus de réputation, quoique, bien entendu, elle ne guérissait nullement les espèces dangereuses de fièvres intermittentes dont nous avons parlé.

Accouchement. — Expulsion naturelle de l'enfant et de ses annexes. — Combien de préjugés n'y a-t-il pas eus relativement à la naissance d'un enfant! Lorsque Jeanne d'Albret mit au monde Henri IV, le 13 décembre 1553, Henri d'Albret, père de Jeanne, lui commanda de chanter en accouchant, *afin de ne pas faire un enfant pleureux et rechigné.* Jeanne eut le courage d'exécuter cet ordre, et le vieux Roi emporta l'enfant, le frotta d'ail et lui fit boire du vin, dans la croyance naïve qu'il serait ainsi plus fort et plus robuste. (Voyez *Sage-femme, Naissance, Lait.*)

Agonie.—Lutte de la vie contre la mort, à la fin des maladies. — Quelque douteux qu'il soit que l'agonisant puisse entendre, voir et comprendre, il convient d'éloigner de lui toutes scènes de désolation. Cet instant fatal ne peut plus être adouci que par les prières, la sollicitude, les consolations de ceux qui entourent le moribond. Mais pourquoi, disent quelques-uns, prolonger le supplice d'un agonisant? Pareille exclamation, dit le docteur Lagasquie, n'échappera certainement pas à quiconque aura assisté dans ses derniers moments une personne qui lui fut chère. D'ailleurs il ne s'agit pas ici seulement de ce que le cœur nous invite à faire; c'est l'expérience qui nous apprend que des agonisants ont été rappelés à la vie, et quelque rares que soient ces heureuses exceptions (surtout dans les maladies chroniques), il convient de se conduire toujours comme si ce bonheur inespéré était possible dans la circonstance présente.

Nous devons signaler encore une pratique barbare qui existe dans certaines localités, et qui consiste à ôter au moribond l'oreiller qui soutenait sa tête, peu d'instants avant que l'âme retourne au ciel d'où elle est descendue.

Aiguillette (*Nouer l'*). — C'était une sorte de maléfice auquel avaient recours les jaloux et les amantes délaissées, pour empêcher un nouvel époux de consommer l'acte du mariage. Il consistait à former trois nœuds à une bandelette, en récitant certaines formules magiques sur un tombeau ou dans un lieu consacré. Qu'est devenue aujourd'hui cette puissance des noueurs d'aiguillettes ?

Aiguillon. — Petit dard faisant partie du corps de certains insectes, qui s'en servent comme arme offensive ou défensive. — Le vulgaire attribue à tort à l'aiguillon, au dard de l'araignée, de la vipère, etc., les blessures que font ces animaux : nous combattrons cette idée à chacun des mots qui font le sujet de cette erreur. (Voyez *Araignée, Vipère, Sangsue s.*)

Aimant. — Quelques personnes portent aux doigts des bagues aimantées, dans le but de prévenir la migraine. Nous devons dire que ce moyen prophylactique ne peut avoir d'action que sur l'imagination de celles qui en font usage. Il n'en est pas de même des plaques aimantées qui, par les courants électriques qu'elles déterminent au travers des organes, apportent un soulagement réel dans une foule de névralgies; mais alors deux conditions sont indispensables pour obtenir des résultats heureux : 1° disposer les plaques de manière que leurs pôles soient exactement opposés; 2° posséder des notions d'anatomie qui permettent de les placer sur l'endroit où elles doivent agir.

Air. — L'air est-il un fluide ou un corps? Bien que la plupart des ouvrages de sciences donnent à l'air le nom de *fluide invisible*, nous devons constater au contraire que c'est un *corps* diaphane, sans odeur ni saveur —L'air est un corps, puisqu'on en ressent le choc au visage ; il est très diaphane, puisque, interposé entre l'œil et les objets, il en laisse distinguer les moindres parties, sans se faire apercevoir. L'air est sans odeur ni saveur, puisque nos organes, constamment soumis à son action, se trouvent incapables de constater ses propriétés. Peut-être, néanmoins, que s'il nous était possible de rester quelque temps dans un lieu entièrement privé d'air, constaterions-nous, en rentrant dans l'atmosphère, l'odeur et la saveur de l'air.

Les anciens croyaient, et quelques personnes croient encore que l'air est un *élément.* C'est une erreur que Lavoisier a reconnue le premier, en démontrant que l'air est un produit d'éléments divers (azote, oxigène, etc.).

Aliments.—Toute substance qui, introduite dans le canal alimentaire, a la propriété de fournir des matériaux propres au renouvellement ou à l'accroissement du corps. — Les personnes qui ne connaissent pas la formule exacte de la substitution alimentaire, n'apprendront pas sans étonnement que l'on remplace 250 grammes de viande, par 150 grammes de haricots secs; mais leur étonnement cessera lorsqu'elles sauront que les haricots contiennent 3,80 pour cent d'azote, et la viande seulement 2,42 pour 100. On devrait toujours avoir cette pensée présente à l'esprit, relativement aux aliments, que *ce n'est pas ce que l'on mange qui nourrit, mais bien ce qu'on digère.* Les philosophes de tous les temps ont justement loué la tempérance, parce qu ils savaient qu'une alimentation trop abondante donnait lieu aux plus graves inconvénients. Tous les médecins sont aujourd'hui d'accord sur ce point, qu'une foule de maladies, calculs rénaux, vésicaux, rhumatisme articulaire, goutte, etc., sont souvent produites par une nourriture trop succulente et trop alcoolique, et que la mort est souvent le terme des inflammations chez les gros mangeurs. M. Magendie rapporte l'exemple d'un négociant de Hambourg qui fut riche trois fois et trois fois ruiné, et chez lequel la gravelle se montrait ou disparaissait selon que la fortune lui souriait ou lui tenait rigueur.

Les gourmands devraient toujours se rappeler cet axiome de l'École de Salerne :

Pone gulæ metas, et erit tibi longior ætas.

Ce conseil, bien que donné en termes un peu libres, n'en est pas moins salutaire.

Allaitement. — Toutes les fois qu'une mère a du lait en suffisance, et que sa santé est bonne, la nature lui impose le devoir sacré d'allaiter son enfant. Mais c'est en vain que des philosophes, plus versés dans les études spéculatives que dans l'observation des faits, prétendraient imposer à toutes les femmes l'obligation morale de nourrir leurs enfants : ce serait souvent au détriment de la santé de la mère et de l'enfant. Une jeune mère, qui n'a qu'une petite quantité de lait, ne peut pas nourrir ; celle dont le lait est trop séreux exposerait ses enfants aux dévoiements séreux et aux coliques venteuses ; celle qui serait affectée de scrofules, de scorbut, de phthisie, enfin de toutes ces maladies que l'expérience a démontré pouvoir se transmettre héréditairement, ne doit point allaiter, malgré l'assertion du philosophe de Genève, qui prétend que *l'enfant ne peut avoir de mal à redouter du sang qui l'a formé ;* la femme, enfin, qui ne prendrait pas la ferme résolution de renoncer aux bals, aux spectacles, aux réunions nombreuses, ou qui serait sujette à éprouver des commotions physiques ou morales, doit se résoudre à ne point nourrir son enfant, si la santé de celui-ci est l'objet du plus cher de ses vœux. Disons aussi qu'il est du devoir du médecin de s'opposer à la volonté de la mère, qu'une vive sollicitude vient à aveugler, lorsqu'elle se trouve dans l'une des conditions que nous avons fait connaître.

Nous savons fort bien que nous ne plairons pas à toutes les mères en parlant de la sorte ; mais que nous importe, si nous sommes assez heureux pour contribuer à la santé de leur enfant !

Alopécie.—Maladie qui détermine la chute complète ou partielle des cheveux et des poils.—Les gens du monde emploient assez généralement, comme synonymes, les mots *alopécie* et *calvitie;* c'est une erreur : l'alopécie est une maladie, tandis que la calvitie ne doit s'entendre que de la chute des cheveux par les progrès de l'âge. Quant à cette foule de philocomes indiqués comme remèdes contre l'alopécie, telles que les graisses d'ours, de cerf, de lapin, de serpent, etc., etc., ils ne peuvent qu'enrichir ceux qui les exploitent avec tant de succès. Le seul traitement prophylactique est l'observation rigoureuse des règles de l'hygiène.

Ambidextre.—Qui se sert des deux mains avec une égale facilité. — Une question des plus curieuses est celle-ci : *La prédominance d'habileté du bras droit est-elle naturelle, ou est-elle le résultat de l'éducation?* Les physiologistes et les philosophes qui ont abordé cette intéressante question, ont rapporté aux influences de l'éducation la prédominance d'habileté du bras droit sur le bras gauche. Tous, sans exception, ont été séduits par l'examen comparatif des effets de l'habitude et de l'instinct d'imitation, sans réfléchir que les premiers actes de la vie dussent être le résultat nécessaire de notre organisation. Vicq-d'Azyr, Galliani, Francklin, sont certains que toutes nos actions sont influencées par l'habitude (1). Sans nul doute, on ne peut nier les influences de l'éducation dans les mouvements et l'habileté des membres; mais ne peut-on pas confondre l'habitude avec une faculté native? Démontrons, par des faits acquis à la science, que la prédominance des membres droits sur les gauches n'est pas, comme on l'a toujours cru, le résultat de l'éducation.

Dans un Mémoire de M. Achille Comte, Mémoire lu à l'Académie des Sciences et inséré dans le *Journal de Physiologie* de M. Magendie, M. Comte a examiné et discuté, les unes après les autres, les diverses hypothèses présentées pour expliquer la discordance des deux bras, et la prédominance native du bras droit sur le bras gauche. Il a fait voir que, dans cette question, on avait toujours voulu expliquer une chose pour une autre que l'on croyait avoir été expliquée elle-même, et que c'était dans un cercle vicieux que l'on cherchait en vain une explication réelle. Nous ne pouvons reproduire ici ce curieux Mémoire, qui fût devenu classique si M. de Blainville avait daigné faire apprécier son intérêt; mais nous dirons que l'auteur a constaté, sur vingt-un mille faits observés à la Maternité de Paris, que *l'activité moindre de l'épaule, du bras et du côté gau-*

(1) Galliani, *Correspondance littéraire.* — Franklin, *Pétition de la main gauche à ceux qui sont chargés d'élever les enfants.*

ches, au moment de la naissance, est l'effet de la compression que ces parties du fœtus éprouvent sur les points résistants de la moitié de la circonférence interne du bassin et sur la région lombaire de la colonne vertébrale, pendant les cinq premiers mois de la gestation.

Comment un fait si simple avait-il échappé à la sagacité des médecins ? Il paraît donc établi que nous apportons en naissant une disposition organique à contracter telle ou telle aptitude spéciale de l'un ou de l'autre bras. Cette prédisposition congéniale existe 17,226 fois sur 20,339 cas, et cette proportion numérique est justement celle des droitiers sur les gauchers et les ambidextres.

Ajoutons que le sauvage qui erre dans les forêts ou sur les bords glacés des mers du Nord, et qui, obligé de lutter sans cesse contre le froid et la faim, emploie tout son temps et toutes ses ressources pour se procurer sa subsistance par la chasse ou par la pêche, et pour défendre sa vie contre les bêtes féroces qui l'entourent de toutes parts, se sert de ses membres droits dans tout ce qui exige de la force et de l'adresse ; et cette remarque des géographes et des naturalistes a non seulement été faite sur les peuples sauvages, mais encore sur tous les peuples, à quelque degré de civilisation qu'ils soient parvenus. Nous pouvons donc conclure de ces faits que la prédominance d'activité et d'accroissement des membres droits sur les gauches est innée chez l'homme; mais nous croyons qu'on rétablirait facilement l'équilibre par l'éducation, et qu'on rendrait aux membres gauches toute l'énergie qu'ils sont susceptibles d'acquérir.

Amputation. — Opération qui consiste à retrancher pour toujours, au moyen de l'instrument tranchant, un organe ou une partie d'organe saillant du reste du corps. — S'il est une opération que le malade repousse de toutes ses forces, c'est bien celle dont le résultat, tout en lui épargnant des souffrances et en lui sauvant souvent la vie, doit le priver d'un de ses membres. Mais par ce qu'un malade aura guéri sans avoir subi cette opération que le chirurgien jugeait nécessaire, on taxera celui-ci d'ignorance? Une telle idée n'est pas soutenable, et les gens du monde doivent bien se persuader que lorsqu'une opération aussi redoutable qu'une amputation est proposée par le chirurgien, c'est qu'il y a dix chances de mort pour le malade, contre une de guérison.

Beaucoup d'amputés, dit M. Velpeau, croient pendant longtemps éprouver des douleurs dans la partie dont ils ont été privés par l'opération. Ces douleurs, tout-à-fait nerveuses ou imaginaires, ne doivent les tourmenter en aucune façon.

Amulette. — Objet quelconque auquel la crédulité ou la superstition attribue la puissance d'écarter les dangers ou les maladies. — Il y aura toujours des esprits faibles pour lesquels les amulettes seront nécessaires, ou du moins plus efficaces que tout autre remède. C'est le charme de l'impuissance et le secret des esprits supérieurs. Mahomet fit ainsi des miracles. Le magnétisme animal a ses amulettes : *Possunt quia posse videntur*. Sans aucun doute, l'usage des amulettes remonte à la plus haute antiquité ; mais sans aller le chercher si loin, sans même remonter au médecin *Seranus Sammonicus*, de la secte des Valentiniens, inventeur du mot *abracadabra*, qui, écrit d'une certaine manière, ou répété un certain nombre de fois, était supposé guérir la fièvre, nous trouvons, dans un temps plus rapproché de nous, le célèbre Van Helmont faire appliquer sur la peau des trochisques de crapaud, et Zwelfer soutenir que ce moyen l'avait préservé de la peste, lui, sa famille et ses domestiques. Combien d'amulettes existent encore de nos jours : images, médailles, inscriptions, sachets, recettes ! etc., etc. Disons que si l'usage des amulettes ne contribuait qu'à enrichir ceux qui les vendent, il n'y aurait qu'à rire des gens crédules qui les portent ; mais souvent un malade, imbu d'une stupide confiance, s'est vu descendre au tombeau, parce qu'il n'a reconnu que trop tard qu'il était victime d'une affreuse illusion.

Anatomie (*historique*). — Science de la structure des êtres organisés. — Les anciens firent peu de progrès dans cette science, parce qu'un préjugé religieux ne permettait pas la dissection des cadavres humains. Apis passait pour avoir enseigné l'anatomie aux Egyptiens, plutôt pour perfectionner l'art des embaumements que comme moyen de guérir les maux de l'humanité. Les Ptolomées furent, dit-on, les premiers rois qui en encouragèrent la pratique sous le rapport médical.

Chez les Grecs, dit Boquillon, l'anatomie fut presque toujours considérée comme une profanation. Acméon, disciple de Pythagore, est le premier qui ait disséqué des animaux (VIme siècle avant Jésus-Christ). Du temps d'Aristote, bien qu'Hippocrate eût déjà fondé sa doctrine (Vme siècle avant Jésus-Christ), on n'avait pas encore porté le scalpel sur un cadavre humain ; aussi les notions d'anatomie, transmises par Aristote, ne sont-elles tirées que de l'analogie ; mais Erasistrate, son petit-fils, et Hérophile, médecin carthaginois, donnèrent bientôt dans l'excès contraire ; ils disséquèrent des criminels vivants. On doit à Erasistrate la découverte des valvules du cœur et des mouvements de systole et de diastole (IVme siècle avant Jésus-Christ).

Gallien, le plus grand anatomiste de l'antiquité, créa une école nouvelle qui forma la seconde époque de la science. Ses découvertes jetèrent un grand jour sur plusieurs branches de l'anatomie, et particulièrement sur le système nerveux. Il ne confondit plus, comme ses prédécesseurs, ce qu'ils nommaient les parties blanches, les tendons, les ligaments et les nerfs ; il reconnut la texture de ces derniers, et établit d'une manière précise leur connexion avec la moelle épinière et l'encéphale (IIme siècle). Un intervalle de onze cents ans ne fournit pas un seul anatomiste. Parut alors Jean de Concorrigio, qui tenta, non sans succès, quelques expériences secrètes. Vinrent ensuite Mondini, Achillini, Benedetti, Beringario, Massa et Dubois, plus connu sous le nom de Sylvius, qui a laissé son nom au canal qui fait communiquer le troisième et le quatrième ventricule du cerveau.—Enfin brilla Vesale, chef de l'école moderne. Bravant les préjugés de son siècle, il osa publiquement rechercher, sur des cadavres insensibles, les moyens de secourir l'humanité souffrante ; il eut la gloire de relever les erreurs de Gallien (XVIme siècle). L'école d'Italie, dont il fut le flambeau, compte encore au nombre de ses plus illustres fondateurs, Eustachi, qui découvrit la trompe gutturale du tympan ; Fallope, dont le nom se rattache particulièrement à l'étude de l'oreille interne et de l'utérus (1); Colombo; Fabrice, dit *Aquapendente*; Ingrassia, Varoli et plusieurs autres. A la même époque brillaient en France, mais au second rang, Dulaurens; en Angleterre, Cowper ; en Allemagne, Alberti, Bauhin, Plater et Fuchs ; en Hollande, Paaw ; en Danemarck, Gaspard Bartholin.

Le XVIIme siècle fut signalé par la découverte de la circulation, par Harvey (1619), et celle des vaisseaux chyliférés, par Aselli (1622). Ces deux découvertes répandirent une immense clarté sur l'anatomie physiologique, qui s'enrichit encore des belles injections de Ruysch et de l'application du microscope à

---

(1) Comme Erasistrate et Hérophile, Fallope disséqua des criminels vivants. On a tenté de le justifier, mais la phrase suivante, extraite de ses ouvrages, ne laisse aucun doute : *Princeps jubet ut nobis dent hominem quem nostro modo interficimus, et illum anatomisamus.*

l'étude des tissus.—Il nous est impossible, dans cet ouvrage, de suivre les progrès de l'anatomie depuis l'époque où Winslow, créant une méthode descriptive, exacte et lumineuse, ouvrit la carrière à cette foule d'anatomistes distingués, parmi lesquels nous ne mentionnerons que Haller, Sœmmering, Scarpa... enfin, l'illustre Bichat, de l'école duquel sont sorties la plupart des illustrations anatomiques de notre époque.

Anatomie. — S'il est une science ignorée de la plupart des gens du monde, c'est bien celle qui fait connaître la forme, la situation, la connexion des organes du corps de l'homme. Quoique tous les hommes respirent et digèrent, il en est un nombre incalculable qui exécutent ces fonctions importantes sans se douter de la situation de ces organes. Ce qui le prouve, c'est qu'on se plaint du *mal de cœur*, quand l'estomac est malade, et du mal d'estomac, lorsqu'une bronchite nous fait souffrir de la poitrine. Ce n'est rien encore : est-ce que l'on ne prend pas tous les jours un muscle pour un nerf ; un nerf pour un tendon, une veine pour une artère ? Nous ne finirions pas si nous voulions relever toutes les erreurs auxquelles donne lieu l'ignorance des éléments de l'anatomie. Nous disions en **1839**, que les éléments d'anatomie et de physiologie devraient faire partie du programme de l'enseignement des colléges ; cette idée est réalisée aujourd'hui, et cet enseignement, bien compris des élèves, reléguera bien loin ces erreurs préjudiciables dans certains cas à la santé.

Anis. — Cette plante aromatique, qui tonifie l'intestin en sollicitant sa contraction, a une renommée populaire dans le cas de flatuosités ; mais nous devons dire que son administration ne devrait avoir lieu que d'après les conseils du médecin, qui bien souvent, malgré l'idée du malade, emploie des moyens tout-à-fait différents, selon les circonstances qui se présentent. Combien de fois n'avons-nous pas vu des malades, faire un usage intempestif de l'anis, lorsqu'ils nous accusaient une douleur vive au *creux de l'estomac*, de la soif, de la chaleur à la peau ? L'anis, cette substance irritante, aggravait des symptômes qui cessaient en peu de temps par une médication bien entendue et un régime approprié.

Antidote. — (Voyez *Contre-Poison.*)

Antilaiteux. — C'est une erreur de supposer qu'il y ait des remèdes propres à faire passer le lait, comme on le dit vulgairement, ou à guérir les maladies nommées improprement *laiteuses*. La matière médicale ne nous offre point d'antilaiteux dans l'acception qu'on donne à ce mot, les purgatifs, diurétiques et sudorifiques se chargeant de ce soin, en portant leur action sur l'intestin, les reins ou la peau, et débarrassant ainsi l'économie des *humeurs laiteuses* qu'elle pourrait renfermer.

Aphrodisiaques. — On donne ce nom en médecine, aux moyens usités pour rétablir les forces épuisées par l'usage immodéré des plaisirs de l'amour. Un grand nombre de substances, la plupart aromatiques, excitantes ou toniques, sont employées dans ce but, mais ne doivent l'être que sur l'indication du médecin, afin de ne point porter dans l'économie une excitation dangereuse, qui serait bientôt suivie de maladies graves et même de la mort, comme on l'a vu trop souvent chez des individus qui n'avaient demandé à ces remèdes que des forces passagères et factices pour en faire un nouvel abus. L'honorable mission du médecin ne saurait dans ce cas s'associer au vice, en lui fournissant les moyens de prolonger sa durée. Les hommes de l'art doivent se rappeler les funestes effets produits par l'abus des pastilles érotiques ; la fin malheureuse du Provençal cité par le chirurgien Cabrol, et l'exemple de cet abbé, dont parle Ambroise Paré, qui, pour se distinguer dans les jeux de Vénus, fit usage d'un aphrodisiaque qui lui causa une hématurie mortelle.

Araignée. — Genre d'insecte dont le nom suffit pour inspirer à bien des personnes un sentiment de répugnance invincible. On a beaucoup exagéré l'influence de la piqûre des araignées sur l'économie animale. Dans nos climats du moins, les accidents qu'elle détermine sont insignifiants, et quelques gouttes d'ammoniaque liquide instillées dans la plaie suffisent, dans tous les cas, pour en neutraliser l'action locale. Pélisson vivant dans sa prison avec l'araignée qu'il avait apprivoisée, et dont un barbare geolier le priva en écrasant l'insecte; l'astronome Lalande mangeant avec délices les plus grosses araignées qu'il trouvait, sont des preuves plus que suffisantes de l'opinion que nous énonçons ici.

Asthme. —Maladie spasmodique caractérisée par une grande difficulté de respirer, revenant périodiquement, et pouvant exister indépendamment de toute autre affection. — Il est, dit le docteur Bell, un aphorisme populaire qui prétend que *l'asthme est un brevet de longue vie*; à s'en tenir à cet adage, l'asthme serait non seulement une maladie sans gravité, mais même qui aurait l'avantage de préserver d'autres maux. C'est là la déduction d'un fait vrai; l'asthme simple, sans complication organique, peut attaquer pendant de longues années un individu sans le faire succomber; et les observateurs superficiels, frappés de voir des accidents, si menaçants en apparence, se répéter souvent sans altérer la santé des malades, en ont conclu que la maladie avait le pouvoir de prolonger la vie; de plus l'asthme étant beaucoup plus fréquent chez les vieillards, on a attribué leur longévité à l'affection qui les tourmentait.

La vérité, au contraire, est que cette maladie peut être fort grave, et amener promptement la mort, surtout chez les vieillards affaiblis, et que le plus souvent elle détermine des affections secondaires qui peuvent à leur tour avoir une issue funeste.

Astres. — L'influence des astres sur les maladies

de l'homme a donné lieu, même dans le moyen âge, à une foule d'ouvrages bizarres, extravagants, dans lesquels les spéculations des astrologues n'ont ni sens ni raison. Peut-il jamais entrer dans un esprit sain, la pensée de croire que les maladies développées sous l'aspect de tel ou tel astre, doivent occuper tel ou tel organe, se terminer de telle ou telle façon, enfin réclamer tel ou tel traitement? En vérité, dit un auteur, quand on songe que tant de livres pleins de ces assertions extravagantes, de ces idées fantasques, occupaient une large part dans la littérature des derniers siècles du moyen âge; qu'ils étaient comme un second Evangile pour le peuple, sans être regardés comme indignes des méditations des savants, on est tenté de se demander si tous les hommes de ce temps-là mouraient avant l'adolescence, ou si l'enfance perpétuelle était l'état de ces sociétés.

B.

Bains. — Immersion et séjour plus ou moins prolongé du corps entier ou d'une de ses parties dans un liquide.

On ne doit se mettre au bain que quatre à cinq heures après avoir mangé, temps nécessaire pour que la digestion soit terminée; et non deux heures après le repas, comme on l'a écrit dans une foule de livres populaires de médecine. Bien des gens s'imaginent aussi qu'il est dangereux de se baigner pendant la canicule. (*Voyez* ce mot.)

C'est au contraire l'époque à laquelle la nature nous invite à faire usage de bains.

Bile. — Liquide visqueux, de couleur jaunâtre ou verdâtre, d'une saveur très amère, secrétée par le foie.

Alors que régnait la médecine humorale, la bile jouait un rôle important dans les causes de plusieurs maladies; les expressions de *bile répandue*, pour désigner la jaunisse; de *plénitude de bile*, pour l'embarras gastrique; de *débordement de bile*, pour le choléra, la diarrhée; de *fièvres bilieuses*, etc., se rencontraient à chaque pas dans le langage usuel des médecins. De pareilles expressions sont reléguées bien loin aujourd'hui, quoiqu'il soit constant que la bile entre comme élément dans certaines affections. Néanmoins, le vulgaire a continué de se servir du langage vicieux des humoristes, et, ce qui est pis, de prétendre juger par lui-même la nature prétendue *bilieuse* des incommodités qu'il éprouve. Combien de médecins, en effet, rencontrent tous les jours des personnes qui regardent la bile comme la cause de leur maladie, et surtout comme une humeur malfaisante dont elles veulent être débarrassées à tout prix! Ces personnes ignorent que ce liquide précieux est destiné à faciliter la digestion, et que les moyens qu'elles emploient pour l'évacuer (vomitifs et purgatifs) sont justement ceux qui sollicitent le plus sa production.

C'est donc au médecin à persuader son malade, que le régime seul fera disparaître la surabondance de bile, si toutefois cette surabondance existe.

Blennorrhagie. — Inflammation spéciale de la muqueuse des parties génitales, occupant principalement le canal de l'urèthre chez l'homme, le vagin chez la femme. Cette maladie, contrairement à l'opinion des personnes étrangères à la médecine, est très sérieuse, attendu qu'elle expose à l'orchite et aux engorgements chroniques du testicule ; qu'elle peut se compliquer de prostatite, de cystique et de néphrite ; déterminer une ophthalmie effroyable, si, par imprudence, la matière de l'écoulement est portée sur l'œil ; produire enfin l'inflammation complète de la verge, la suppuration et la gangrène. Ajoutons, pour terminer ce tableau malheureusement trop exact, que les rétrécissements de l'urèthre, les rétentions d'urine et une foule de maladies très graves, ne tirent leur source que de cette prétendue affection légère, mal guérie ou passée à l'état chronique.

Boissons. — La boisson que la nature a prodiguée à l'homme avec tant de prévoyance, est l'eau, pour laquelle beaucoup de personnes ont une véritable horreur. Pour les unes, elle engendre des *crudités ;* pour les autres, elle *trouble la digestion* ; pour d'autres, elle est *astringente* ; que sais-je encore ? Ce sont là autant de préjugés qui témoignent de l'ingratitude de l'homme pour les bienfaits du Créateur.

Tous les ouvrages de médecine fourmillent d'exemples de longévité, précisément chez des sujets qui n'ont jamais bu que de l'eau, et, dans les maladies même, il est fort rare que cette boisson soit suivie de mauvais résultats.

Bouillie. — Nom donné à cette préparation alimentaire destinée aux enfants à la mamelle et composée de farine détrempée dans de l'eau, du lait, etc.

Sans parler ici des conditions nécessaires pour que la bouillie constitue un aliment nutritif, chose assez importante pour que le médecin ne dédaigne pas de s'y arrêter, nous ne pouvons passer sous silence les opinions diverses qui font que certains auteurs mettent à l'index cet aliment; que d'autres le regardent comme nourrissant, d'une digestion facile, et le seul convenable pour la première alimentation solide des enfants. Ces deux opinions sont, selon nous, l'une et l'autre trop exclusives, et nous allons le démontrer.

Pour les tempéraments lymphatiques, pour les sujets renfermés dans les lieux bas et humides, la bouillie ne convient pas, attendu qu'un stimulant est nécessaire pour suppléer à l'énergie vitale qui leur manque. Mais pour les tempéraments sanguins et nerveux, pour les sujets habitant la campagne, surtout les lieux élevés, et exposés en plein air à l'action vivifiante des rayons solaires, la bouillie n'offre plus d'inconvénient, et constitue, au contraire, un aliment qui leur offre un puissant moyen de diminuer l'activité trop grande des mouvements vitaux.

La mère prévoyante, qui habite les grandes villes, nourrira donc son enfant avec du bouillon léger, des potages et des panades au gras.

L'époque prématurée à laquelle on commence à nourrir les enfants avec de la bouillie, est aussi une des circonstances qui en rend l'usage funeste pour leur santé. Sans doute, il n'est rien de plus variable que l'époque à laquelle il convient d'ajouter quelques aliments étrangers au lait de la nourrice ; mais, puisque nous avons à nous prononcer, nous dirons que du quatrième au cinquième mois les organes digestifs des enfants ont acquis assez d'énergie assimilatrice pour supporter le travail que nécessitent des aliments un peu plus substantiels.

Boule de Nancy. — Beaucoup de personnes attachent une grande importance à la possession de la boule de Nancy, qui, d'après le prospectus mensonger des marchands, ne *s'use* pas et communique à l'instant des propriétés miraculeuses à l'eau dans laquelle on la met. « De plus, l'eau de boule est *vulnéraire* : elle guérit promptement les plaies, les coups, les contusions, etc; elle prévient les abcès, les dépôts à la tête, enfin demeure vulnéraire, soit qu'on la boive, qu'on la respire ou qu'on l'applique à l'extérieur. » Malheureusement, rien de tout cela n'est vrai que sur le prospectus. Et si les boules de Nancy communiquent à l'eau un goût ferrugineux et des propriétés toniques, astringentes et résolutives, elles n'ont aucun avantage sur beaucoup d'autres préparations plus simples, jouissant d'ailleurs des mêmes propriétés.

Boulet de canon (*Blessure faite par un*).—Les boulets font quelquefois de graves meurtrissures sans qu'il y ait de plaie apparente. C'est qu'alors ils frappent obliquement et que la force de projection est amortie. On répète partout que le vent des boulets blesse ou tue : c'est une erreur ; l'air serait-il déplacé par une vitesse encore plus grande que celle des boulets, qu'il a trop de densité pour produire des accidents dans ce cas. Et, d'ailleurs, combien de boulets de canon ont passé devant la figure des soldats rangés en bataille sans causer la moindre blessure ?

Bubon. — Augmentation de volume, gonflement des ganglions de l'aine. — On s'imaginait autrefois qu'on préservait un malade de la syphilis constitutionnelle, en donnant issue au pus des bubons, et les idées erronées que l'on avait sur la nature spécifique de ces tumeurs, portaient la plupart des médecins à s'efforcer d'en amener la suppuration. Cette pratique surannée est aujourd'hui tombée en désuétude, et l'on cherche à juste titre à prévenir cette suppuration qui n'avait pour résultat que de prolonger la durée de la maladie, et de donner lieu quelquefois à des accidents fâcheux.

Brûlures. — Lésions produites par l'action du

feu ou des corps échauffés sur nos parties. — Lorsqu'on songe qu'une brûlure, qui peut du reste se réduire à une simple rubéfaction, peut, dans des degrés plus avancés, détruire le corps muqueux, le derme, les parties subjacentes, et même carboniser les membres, on comprendra sans peine qu'il ne s'agit pas toujours d'une maladie susceptible d'être guérie par un remède simple et invariable. Combien de gens, cependant, prétendent posséder un remède souverain contre la brûlure? On doit bien se persuader, au contraire, qu'il n'existe ni eau, ni onguent contre les accidents de la brûlure; que des charlatans seuls sont capables de soutenir le contraire, et que le médecin doit uniquement diriger l'emploi de tel ou tel médicament, d'après les phénomènes de l'accident.

Il est aussi une pratique absurde dont malheureusement quelques médecins partagent l'avis, c'est celle qui consiste *à exposer la partie brûlée à l'action d'un foyer ardent.* Ce procédé inutile, qui n'augmente que la douleur dans les brûlures légères, peut l'exalter considérablement dans une brûlure étendue et produire une inflammation dont les médecins instruits peuvent apprécier l'issue funeste.

C.

Café. — On a rapporté de bien des manières l'origine de l'usage de cette plante que tant de personnes ont préconisée et qui s'est vue proscrite par tant de médecins.

« Dans cette partie de l'Arabie où croît l'arbuste qui porte le café, le prieur d'un monastère remarqua que les chèvres qui en mangeaient étaient extrêmement vives. Il résolut de faire prendre du café à ses moines, qui dormaient souvent à matines; le moyen réussit, et c'est de là qu'est venu l'usage du café. » (*Mémoires de l'Académie des sciences.*)

L'action du café sur nos organes est-elle utile ou nuisible ? Chez les personnes qui n'en font point un usage habituel, le café active singulièrement la digestion, et son action sur le cerveau est telle, qu'elle paraît doubler les facultés intellectuelles et faire d'un esprit lourd un homme spirituel. Plus d'un poète, plus d'un musicien lui doivent leurs plus belles inspirations, et ce n'est point le moindre des mérites de cette boisson de chasser le sommeil pour faire tourner les veilles au profit de l'étude ; mais de l'usage fréquent à l'abus, il n'y a qu'un pas, et toutes les fois qu'il faut en prendre outre mesure pour arriver à un degré d'excitation de plus, la susceptibilité nerveuse devient extrême ; les digestions laborieuses, des symptômes d'irritation chronique de l'estomac se manifestent, et la dégénérescence cancéreuse de cet organe chez les personnes âgées qui en font presque leur unique nourriture, est peut-être due à l'abus de cet excitant, qu'on réserverait utilement dans certaines circonstances, si l'on avait la sagesse de ne pas s'y accoutumer.

Calmant. — Les personnes étrangères à la médecine ne se doutent guère que les préparations désignées sous le nom de *Calmants* sont en général des substances très actives, telles que l'opium, la belladone, l'éther, etc., dont un usage intempestif peut produire les plus graves accidents. Répétons donc ce que nous avons déjà dit plusieurs fois : que le médecin seul est apte à juger les circonstances dans lesquelles l'emploi de ces médicaments peut être opportun. — Je sais qu'on pourra me dire : vous considérez donc l'*eau de fleurs d'oranger* comme une substance active ? A quoi je répondrai que j'ai vu des accidents survenir chez une personne à qui l'on en avait fait prendre pure une dose assez élevée.

Camphre, suc concrété d'un arbre indigène au Japon, le *laurus camphora*. — Depuis la première invasion du choléra-morbus en France, et surtout depuis que la méthode Raspail a été créée, le camphre a joué un certain rôle qui n'a pas toujours été au profit de ceux qui en ont fait usage. Pendant l'épidémie cholérique de 1832, le camphre, à cause de ses propriétés antiputrides, avait obtenu une faveur imméritée. Le délire fut tel qu'on en portait sur soi, qu'on en mettait dans les armoires, sur tous les meubles, à ce point, que plusieurs appartements devinrent inhabitables, et qu'une foule de personnes tombèrent malades par l'abus des précautions dont elles s'étaient entourées. Lorsque M. Raspail publia son *Manuel de médecine populaire*, ce fut bien autre chose: partant de ce faux principe, que *les neuf dixièmes des* *maladies sont dues au parasitisme des infiniment petits,* et que le camphre est la panacée universelle, le délire du vulgaire, pour ce produit immédiat des végétaux, fut porté à son comble; mais si M. Raspail a signalé les succès qu'il obtenait, il se gardait bien de mentionner les accidents nombreux auxquels sa médication avait donné lieu. Du reste, n'anticipons pas : nous renvoyons au mot *Méthode Raspail*, pour l'appréciation exacte du système médical de ce chimiste. Quant au préjugé, partagé par quelques médecins, que le camphre est antiaphrodisiaque, il doit disparaître devant l'expérience qui ne peut lui reconnaître cette action spéciale.

Cancer. — Maladie qui désorganise les tissus, les envahit de proche en proche et les détruit quelquefois complètement, sans que la science soit assez puissante pour en triompher. Longtemps on a cru que le cancer était contagieux. Les expériences qu'on a faites à ce sujet, telles que de faire manger à des animaux la chair cancéreuse, d'inoculer ce prétendu virus, ont prouvé le contraire. D'autres personnes voient dans le cancer un animal réel qu'elles prétendent devoir nourrir en lui donnant chaque jour un morceau de veau énorme... Nous croyons que citer de tels préjugés, c'est les réfuter complètement.

Cancer du sein. — C'est celui de tous qu'on voit apparaître le plus souvent, surtout de quarante à quarante-cinq ans, chez la femme, car il est rare avant trente ans, et plus rare encore à mesure qu'on dépasse soixante ans.

Notre intention, en parlant de ce cancer, est de prémunir les femmes contre des craintes puériles, relativement à des tumeurs ressemblant à des squirrhes, c'est-à-dire dures, inégales, sensibles, qui se développent au sein par des attouchements réitérés. « Le chirurgien Vacher rapporte qu'en 1732, un de ces opérateurs intrépides, qui ne marchent jamais que le fer à la main, jeta l'alarme parmi les dames de Besançon : presque toutes finirent par découvrir dans leur sein des duretés que leurs attouchements réitérés y avaient fait naître ; bon nombre d'entre elles se soumirent à une opération inutile : les autres, plus sages, virent disparaître d'eux-mêmes leurs prétendus squirrhes, en suivant les conseils de Vacher, qui eut soin de calmer leur imagination, et de leur faire renoncer à des perquisitions aussi nuisibles qu'inutiles. » Nous avons cru utile de citer cet exemple, surtout pour les personnes qui cherchent constamment à découvrir les traces d'une affection qu'elles n'ont heureusement point, mais que des manœuvres répétées sur le sein pourraient leur simuler.

Canicule. — Nom de la plus belle et de la plus brillante des étoiles fixes ; c'est elle qui a donné le nom aux jours caniculaires, parce qu'ils commencent quand le soleil se lève avec elle (du 24 juillet au 23 août). On croyait autrefois, et quelques personnes partagent encore cette idée, que la canicule exerçait une grande influence sur l'économie animale On a dit qu'il ne fallait pas se baigner pendant la canicule, se purger dans les jours caniculaires, etc. Ce sont autant de préceptes erronés qui ne trouvent leur source que dans l'ignorance la plus complète des lois qui régissent le monde physique.

Carotte. — L'opinion qui accorde une certaine vertu à la carotte dans la jaunisse, constitue-t-elle un préjugé ? Oui, si on la considère comme médicament, et non si l'on en fait usage comme aliment, car la diète végétale étant nécessaire pendant cette maladie, la carotte remplit mieux que tout autre légume cette indication.

Castration. — Opération qui consiste dans l'ablation d'un ou des deux testicules.

Dans l'enfance de la chirurgie, la castration était regardée comme le seul moyen de guérir les hernies inguinales. Jusqu'à Ambroise Paré, les médecins du moyen-âge partagèrent cette erreur. Néanmoins, longtemps encore cette pratique barbare subsista, et une foule de charlatans l'employèrent, même comme moyen prophylactique.

On peut juger du nombre de victimes qu'ils firent, en songeant que l'anatomiste Dionis rapporte qu'un de ces opérateurs ambulants nourrissait un énorme chien des testicules qu'il enlevait !

Cataracte. — Diminution de la vue due à l'opacité du cristallin, de la capsule ou de l'humeur de

Morgagni. La guérison de la cataracte par l'opération est la seule voie assurée de succès, et les malades s'abusent singulièrement en confiant ici leur santé et leur bourse à des charlatans. S'il est des cas, malheureusement trop peu nombreux, où cette maladie puisse être traitée autrement que par l'opération, c'est à un chirurgien habile qu'il faut confier le sens le plus précieux que nous possédons, et non à des empiriques qui n'ont aucune réputation à garder.

Catarrhe. (Du grec *kata*, en bas, et de *rhéô*, je coule.)— Le père de la médecine et tous les anciens médecins grecs se figuraient qu'un écoulement d'humeur s'opérait du cerveau vers la bouche, le nez, les poumons, l'abdomen, etc. Ainsi se trouve justifiée l'étymologie de ce mot. Cette opinion bizarre, quoique modifiée dans les XVIe et XVIIe siècle (*humeur peccante*), est restée, pour les gens du monde, un fait bien démontré, quoi qu'il soit prouvé depuis longtemps qu'il n'existe point de matière catarrhale se transportant d'un point à l'autre du corps, venant affecter tel ou tel organe, ou même tous les organes à la fois.

Cautère. — Petit ulcère que l'on établit sur certaines parties du corps, dans le but de déterminer une suppuration permanente et dérivative. On suppose souvent qu'un cautère, une fois établi, doit rester pendant toute la vie. C'est là un préjugé que nous devons chercher à détruire, en disant qu'en prenant quelques précautions, on peut toujours se débarasser d'un exutoire, quel qu'il soit.

Champignon. — Ordre de plantes cryptogames dont on compte lus de 3,000 espèces, réparties en 150 genres, aussi variables dans leurs formes que dans leur organisation. — L'analyse chimique démontre l'existence dans les champignons, d'une certaine quantité d'osmazone, de gélatine, d'albumine, d'adipocire, et décèle ainsi la nature presque animale de ce genre de production.

Ce serait une grande erreur de croire qu'une étude spéciale des champignons pût faire distinguer sûrement ceux qui sont comestibles de ceux qui peuvent produire des accidents redoutables. Cette insuffisance de la science ne se manifeste heureusement que sur un produit qui n'est pas indispensable à la nourriture de l'homme. Le savant botaniste Porsoon, qui avait fait de ce végétal l'objet de ses travaux pendant une grande partie de sa vie, ne voulait jamais donner son avis d'une manière formelle, dans la crainte de causer involontairement un malheur. — Que penser alors des personnes qui prétendent résoudre sûrement le problème de la distinction des champignons vénéneux? Disons qu'il faut rejeter toutes les espèces qui ont une odeur fétide, une saveur acre, amère ou acide; ceux dont la chaire est coriace et tubéreuse ; ceux dont la chaire molle, aqueuse, change de couleur lorsqu'on les casse ; ceux qui croissent dans des lieux souterrains ou humides, sur les débris de substances animales ou végétales en putréfaction.

Si les empoisonnements par les champignons

sont devenus assez rares depuis longtemps, c'est qu'une sage police n'a plus admis sur les marchés de Paris, qu'une seule espèce de champignons, l'*agaricus edulis* ou champignon de couche; aussi, lorsque des accidents ont lieu à la suite de repas dans lesquels on a mangé des champignons, c'est que ces champignons avaient été cueillis par des personnes qui se rendaient dans les bois avoisinant la capitale. — Il est d'ailleurs à remarquer que les espèces même reconnues alimentaires, peuvent acquérir, dans certaines circonstances des qualités malfaisantes. — Des faits curieux, bizarres se rattachent à l'histoire de ce végétal. C'est ainsi que des champignons réputés vénéneux dans certains pays sont mangés impunément dans d'autres. — M. Bory de Saint-Vincent a mangé sans accident la plupart des champignons réputés dangereux, et Schwacgrichen a vu en Saxe et en Silésie, les paysans qui lui servaient de guide, manger sans distinction et sans inconvénient toutes les espèces de champignons.—Comment expliquer de tels faits? Des espèces vénéneuses perdraient-elles leurs qualités malfaisantes selon les climats, les contrées? Certaines idiosyncrasies permettraient-elles à quelques individus de faire usage impunément de certains aliments dangereux?

Quant au médecin qui donnerait des vomitifs ou des purgatifs trop énergiques ou trop répétés dans le cas d'empoisonnement par les champignons, il s'exposerait à accroître l'inflammation violente des voies digestives produite par les champignons vénéneux. — Il faut bien se garder aussi, et c'est ici l'opinion d'un de nos maîtres, M. Orfila, d'employer l'éther et les acides tant que les champignons ne sont pas expulsés ; car ces agents dissoudraient le principe actif du poison, en favoriseraient l'absorption et accroîtraient ainsi les accidents.

Chanvre *(rouissage du)*. —On est partout imbu de cette idée, que dans les environs des étangs où se pratique le rouissage du chanvre, les fièvres intermittentes sont endémiques. M. Parent Duchâtelet, qui s'est livré à une série d'expériences on ne peut plus concluante sur cette matière, a pu constater que l'influence du rouissage ne peut entrer pour rien dans la production des fièvres intermittentes, affections dont il faut chercher la cause dans l'existence de ces vastes étangs, au bord desquels cette opération s'exécute : toutes les plantes se décomposent dans les eaux stagnantes des étangs, et lorsque le niveau de ces eaux vient à baisser, les substances putréfiées qu'elles renferment deviennent funestes pour la santé.

Césarienne *(Opération)*. — Opération par laquelle on ouvre la matrice au moyen de l'instrument tranchant pour en extraire l'enfant qu'elle renferme.

Malgré l'assertion de Pline, l'histoire de César, retiré du sein de sa mère Aurélie, n'est qu'une fable ridicule. Henri VIII, roi d'Angleterre, est le premier qui ordonna aux chirugiens de pratiquer la *Césaromanie* à Jeanne de Seymour, son épouse, qui en mourut, bien que l'enfant retiré du sein, Edouard VI, vécut 16 années.

Charlatans. — Lorsqu'en 1793, toutes les facultés de médecine furent supprimées, il fut permis à toute personne instruite ou non, d'exercer la médecine. Les villes, les campagnes surtout furent envahies par des hommes parcourant les foires, les marchés sur des chars brillants, et annonçant au son de la trompe et des fanfares de prétendues panacées universelles. Ces substances, fussent-elles plus que médiocres, se débitaient par milliers, tant la crédulité se laissait prendre au ton grave et à la jonglerie de ces charlatans. — Plus tard, le Gouvernement jugeant qu'il était nécessaire d'arrêter les progrès d'un fléau si dangereux, fit la Loi du 19 ventôse, an XI, destinée à régler l'exercice de la médecine. Mais le but que se proposait cette loi, de détruire le charlatanisme, ne fut nullement atteint; les charlatans se soumirent aux formalités voulues et purent souvent se soustraire au glaive de la loi. — Aujourd'hui, on peut diviser les charlatans en trois grandes classes : les *charlatans nomades*, les *charlatans non titrés*, les *charlatans titrés*, c'est-à-dire munis d'un diplôme.

La 1re classe de charlatans n'a plus guère que les campagnes pour théâtre de ses exploits, et l'on peut dire que l'extinction des hommes qui la composent est prochaine.

La 2me classe comprend les rebouteurs, les magnétiseurs, le somnanbules lucides, les guérisseurs de ceci, de cela ; cette classe est nombreuse, et bien secondée par le journalisme qui y trouve aussi son profit. Plusieurs charlatans de cette classe étant détenteurs de remèdes secrets, ces remèdes, pour être vendus publiquement doivent avoir l'approbation de l'Académie de médecine. Mais, comme ce corps savant rejete 99 de ces remèdes sur 100 qui lui sont présentés, l'autorisation que sollicite l'inventeur, n'est point accordée. Il semblerait que tout doit finir là pour l'industriel : il n'en est cependant point ainsi. Quelques mois se sont à peine écoulés que la presse périodique annonce au public un nouveau *spécifique* contre telle ou telle maladie, spécifique présenté au Gouvernement et par lequel les docteurs tels et tels, membres de l'Académie de médecine on fait un rapport. L'auteur de la découverte se garde bien de faire connaître l'esprit et les conclusions de ce rapport, et le bon public se laisse duper.

Du reste, les hommes qui occupent cette 2me classe, sont vraiment curieux à connaître. Voici, d'ailleurs, quelques extraits de leurs ouvrages ou de leurs prospectus. L'un de ces charlatans qui donnait des séances particulières sur la manière d'employer son spécifique, s'exprimait ainsi :

« Doué d'une manière de voir à laquelle on a daigné prodiguer les éloges les plus flatteurs en Italie, en Suisse, dans les provinces françaises et dans mon pays natal ; inscrit dès avant mes principaux voyages, et mentionné honorablement dans le meilleur et le plus complet des dictionnaires biographiques, dans le catalogue des grands hommes et des philosophes, le seul qui ait été impartial, véridique et vraiment digne de fixer l'attention du public, je présume que vous consentirez à prendre part à mes séances particulières tenues à Paris, et à vous munir de mon spécifique.

Qu'on juge par là de la modestie et du style de l'industriel.

Un autre, qui avoue avec orgueil ne posséder aucune notion d'anatonie et de physiologie, écrit dans un de ces ouvrages destinés à propager sa panacée :

« Je substitue à la médecine une science exacte et des procédés d'une certitude mathématique. Ma manière de voir et d'agir, ainsi que de créer des moyens de guérir, est toute raisonnée, c'est-à-dire que, connaissant la nature des maladies, j'ai tellement bien pu calculer et saisir les rapports qui existent entre le mal et le remède, que je suis parvenu au point de pouvoir répondre des malades que j'entreprends. Plusieurs personnes ont accepté mon défi en faveur de leurs parens malades. Ma bourse ni ma liberté n'ont jamais souffert dans cette occurence, et si je ne dois mourir que de la main d'un individu qui me verra manquer à ma parole au préjudice de l'un des siens, j'ai la conviction entière, et je vous jure, que mon bail est fait pour vivre si longtemps que je serais fort embarassé de pouvoir fixer le terme de son expiration. »

Un autre du même genre, écrit aussi page 24, d'un livre de 392 pages, destiné à initier le public à sa méthode de traitement :

« Je guéris et préserve non-seulement sans avoir recours aux préparations pharmaceutiques, mais encore sans consulter les indications des urines, des selles, sans avoir besoin de tâter le pouls, de faire tirer la langue, de faire poser les culottes, de faire lever les jupes ; sans presque m'inquiéter du nom, du siége, de la classification, de l'étymologie et de la définition de la maladie, non plus que de son genre de complication, et même sans voir les malades, autant de choses dans lesquelles vous voyez que je diffère du médecin. »

Enfin, un certain Larcheret, inventeur d'un *élixir universel*, fatigué d'exploiter sa découverte a été jusqu'à l'offrir au roi Louis XVIII :

« Je supplie S. M. Louis XVIII de daigner me permettre par une loi particulière de vendre l'élixir universel, après toutefois que S. M. aura ordonné les informations qu'il lui plaira de faire prendre sur ce spécifique. Je désire que l'auguste chef du gouvernement daigne m'accorder ce privilége exclusif ou brevet pour débiter mon remède, si mieux n'aime et ne préfère S. M. m'allouer et me faire toucher, d'ici au 1er mai 1820, une prime de 300,000 francs, pour prix de cette découverte et pour en communiquer la recette, selon l'usage ordinaire, laquelle, dans ce dernier cas, serait imprimée et divulguée sur-le-champ par le ministère public.

Quelle prétention ! Demander 300,000 francs pour faire connaître un élixir, dont l'utilité n'existe que dans l'imagination de son inventeur ? Quelle générosité, surtout, et quel dévouement pour le bonheur de l'humanité ! — Nous ferons grâce au lecteur de nouvelles citations.

La 3me classe de charlatans se compose de médecins qui n'ont pas craint de parcourir une route que leurs maîtres leur avaient toujours signalée comme dangereuse et déshonnorante. — Ces médecins, qui ont chacun une méthode, un système différents, deversent le sarcasme et l'ironie sur ces praticiens modestes, pour lesquels la science est le but, la médecine, l'unique moyen, et qui sourient de pitié en voyant tout ce que le désir de la fortune suggère autour d'eux en savoir faire et en petits moyens. — C'est dans cette classe que doivent figurer les auteurs de la médecine chimique, du traitement végétal, dépuratif, de la Méthode Raspail, etc., etc. — Nous poserons seulement cette question à nos lecteurs : Il y a en France, une vingtaine de médecins qui prétendent posséder la vraie doctrine médicale, se peut-il que 20 personnes puissent avoir raison contre 20,000 médecins qui sont d'un avis contraire? A ceux qui, sans réfléchir, répondraient *peut-être*, nous leur dirons que le fait est matériellement impossible, attendu que ces charlatans professent chacun une doctrine opposée, et cependant, prétendent chacun être dans le vrai : preuve incontestable qu'ils ont tous tort : Ils le savent d'ailleurs, bien que dans leurs ouvrages, aucun médecin instruit ne soit épargné.—Sans doute, la route des praticiens honnêtes ne conduit pas en peu d'années à une fortune scandaleuse, mais elle conduit à quelque chose qui peut bien manquer dans l'opulente retraite des médecins charlatans : la conviction de n'avoir point abaissé un art aussi noble que l'art de guérir, au niveau d'un vil métier, et la satisfaction d'avoir fait le bien, avant tout, pour le plaisir de le faire.

Chatouillement. — Mode d'excitation de la sensibilité qui peut devenir funeste lorsqu'il est porté à l'excès. L'histoire nous a conservé le terrible souvenir du genre de supplice qu'endurèrent un grand nombre d'habitants des Cévennes qui ne voulurent point abjurer leur foi religieuse. — «On « les attachait, puis on leur chatouillait la plante « des pieds, le nombril, les aisselles, etc., et la « mort survenait précédée d'affreuses convulsions.» Le chatouillement porté à l'excès est donc fort dangereux, et peut déterminer chez les personnes nerveuses des affections épileptiques, hystériques et convulsives.

Chiendent, nom vulgaire de plusieurs espèces de graminées. — On sait que la racine de chiendent sert, avec celle de réglisse, à faire la tisane populaire administrée au début de toutes les maladies. Le chiendent convient en effet dans une foule d'affections variées ; mais quant aux effets merveilleux que le docteur Schenk dit avoir obtenus de la décoction de racine de chiendent dans les maladies de l'estomac, surtout dans les lesions du Pylore, il faut être assez crédule pour y ajouter foi. Cette racine qui ne contient guère que du sucre, de la fécule et peut être un peu d'azotate de potasse, ne peut être assez énergique dans le traitement des affections dont parle le docteur allemand.

Chirurgie, branche de la médecine qui a pour objet le traitement des maladies externes.

L'origine de la chirurgie ne peut-être indépendante de celle de la Médecine et de l'Anatomie. Dès la plus haute antiquité, on voit se développer ensemble ces diverses branches d'un même tronc, divisées longtemps par un préjugé barbare, et rendues, de nos jours, à leur unité première. Il est à supposer que les Egyptiens, qui possédaient quelques notions d'anatomie pour pouvoir pratiquer les embaumements, ont connu la chirurgie ; ce qui semblerait le prouver, c'est que Larrey, visitant les ruines de Thèbes, a vu, sur les murs de plusieurs de ses temples, des images d'amputation et des instruments de chirurgie se rapprochant beaucoup des nôtres. — Parmi les chirurgiens de l'antiquité, on cite Esculape, que les grecs déifièrent, Pythagore, Empédocles, Parménides, Démocrite,

Chiron, etc. Mais il faut arriver jusqu'à Hippocrate pour trouver les principes de la chirurgie érigés en corps de doctrine (vme siècle avant J.-C.) Si l'on n'excepte Archagathus, auquel on reproche la cruauté de ses opérations (219 ans avant J.-C.), la chirurgie ne fit pas de grandes progrès pendant les quatre siècles qui suivirent Hippocrate ; mais après Archagathus, Asclépiade pratiqua le premier l'opération de la *bronchotomie*. Sous Auguste et Tibère, parut Celse, dont les 7me et 8me livres de son ouvrage encyclopédique sont exclusivement consacrés aux maladies chirurgicales. — Gallien, qui suivit Celse, s'appliqua plutôt aux progrès de la médecine qu'à ceux de la chirurgie, et l'incendie de la bibliothèque d'Alexandrie ensevelit cette science avec les travaux de tous les siècles. Quant aux arabes, ils ne firent rejaillir aucune gloire sur la chirurgie, parce qu'ils défigurèrent, en les traduisant, les manuscrits grecs, qui échappèrent à la vengeance d'Amrou, lieutenant du calife Omar. Enfin, Vésale avait paru (*Voy*. Anatomie), et Ambroise Paré jetait sur son siècle un éclat que le temps a à peine effacé. Il pratiqua la ligature immédiate des artères au lieu de les cautériser avec le fer rouge, le plomb fondu et l'huile bouillante. Après la mort de cet homme célèbre, les chirurgiens de talent ne se rencontrèrent qu'en très petit nombre jusqu'au règne de Louis XIV, sous lequel la chirurgie était si peu avancée, qu'on ne parvint qu'avec les plus grandes difficultés à opérer ce prince d'une fistule à l'anus. — Quelle pouvait être la cause de cet état de dégradation où se trouvait cette partie si utile de la médecine ? Sans aucun doute à la séparation que les lois avaient faite de la médecine et de la chirurgie, puisque les barbiers seuls, sous la surveillance des médecins, étaient autorisés à exercer celle-ci. Enfin, en 1737 l'Académie de chirurgie fut fondée, et au milieu de cette masse imposante de noms justement célèbres qui en firent partie, Jean-Louis Petit fut unanimement proclamé le directeur.

La société royale de médecine, que remplaça l'école actuelle, succéda à l'Académie de chirurgie, mais l'on y chercha en vain les Dubois, les Vauquelin, les Desgenettes, etc., etc., auxquels il restait pour braver les coups de l'arbitraire, le souvenir de travaux glorieux et l'indépendance du talent.

— Il n'existe aucune limite tranchée et absolue entre la chirurgie et la médecine, car des maladies identiques, relativement à leur nature, sont attribuées à l'une ou à l'autre, suivant qu'elles naissent dans telle ou telle partie du corps. Et, bien que consacrée pour l'usage, dit le professeur Denonvilliers, la division de l'art de guérir est artificielle, la médecine et la chirurgie ne sauraient marcher dans une complète indépendance l'une de l'autre, et ces deux branches d'une même science, qui se touchent en tant de points, doivent se prêter, dans la pratique comme dans l'étude, un appui mutuel. De même que le médecin ne peut, sans danger pour le malade, rester étranger aux notions chirurgicales; de même, et à plus forte raison encore, est-il indispensable que celui qui se livre à l'exercice de la chirurgie soit profondément versé dans la connaissance des désordres intérieurs et des altérations médicales.

Depuis longtemps, la médecine et la chirurgie sont réunies avec le plus grand avantage dans l'école de Paris. Pourquoi donc les maladies chirurgicales et celles qui sont du ressort de la médecine font-elles encore, dans presque tous les ouvrages publiés jusqu'à ce jour, deux corps séparés de doctrines ? Pourquoi ne les réunit-on pas, ou plutôt ne les confond-on pas dans un seul et vaste système de connaissances ? Est-ce que le grand œuvre de cette réunion, aujourd'hui si avancé, ne pourrait point être consommée à l'aide des chefs-d'œuvre qui en sont le produit.

« Quelle étude immense, dit Pinel, que la médecine interne et externe ! Ne serait-il pas possible, néanmoins, de les posséder l'une et l'autre à un très-haut degré ? »

Oui, répondrons-nous, et il suffit, pour le prouver, de citer les grands noms de Dupuytren, Boyer, Dubois ; les noms actuellement célèbre de Mrs Roux, Velpeau, Gerdy, Chomel, Andral, Cruveilher, Louis, etc.

Nous regrettons donc, pour notre part, que les auteurs persistent à séparer dans leurs ouvrages, deux sciences qui sont faites pour marcher de pair, qui s'éclairent l'une par l'autre, et qui en un mot, ne constituent réellement qu'une seule et même étude.

—Un préjugé étonnant existe dans le monde relativement à la médecine et à la chirurgie.—Tous les jours, nous entendons dire : La *médecine est un art problématique, mais la chirurgie est une science positive.*—C'est faire un singulier abus des mots, puisque comme science, la chirurgie rentre dans la médecine.—*La chirurgie, dites-vous, est seule positive ;* mais, c'est parce que vous ne connaissez ni la médecine, ni la chirurgie, que vous parlez ainsi. — Dans l'art du médecin, vous ne voyez rien, mais dans celui du chirurgien, vous le croyez plus sûr parce que vous voyez une jambe coupée, une tumeur enlevée ! Mais croyez-vous que l'art de couper une jambe, d'enlever une tumeur, constitue la chirurgie?—C'est pourtant là l'erreur dans laquelle vous tombez en raisonnant ainsi. Sachez donc, au contraire, que la médecine est aussi positive que la chirurgie, quand elle diagnostique une pneumonie, une pleurésie, une fièvre typhoïde et tant d'autres affections dont elle suit la marche et les progrès avec appréciation mathématique des symptômes et des lésions qui les produisent; et si parfois la médecine est incertaine, la chirurgie n'est pas plus sûre dans une foule de circonstances.—Enfin, les gens du monde doivent savoir que lorsqu'un chirurgien a fait une opération, pour lui commence le rôle de médecin, qui ne finit qu'avec la guérison de son malade.

Chlore, corps simple, gazeux à la température et à la pression ordinaire. — Avant les travaux de Mrs Gay-Lussac et Thenard, le chlore était regardé comme un corps composé et appelé *acide muriatique oxygéné, gaz muriatique oxygéné,* etc.

Le chlore, qui est le meilleur contre-poison de l'acide prussique et de l'hydrogène sulfuré, a été employé par quelques médecins contre les dyssenteries chroniques, et préconisé contre la rage, les catarrhes chroniques pulmonaires, la phthisie, mais il faut dire que des données précises manquent pour constater les avantages qu'on peut en retirer. —Les propriétés désinfectantes du chlore l'ont fait employer pour corriger l'air vicié des casernes, des salles d'hôpitaux, etc; mais il faut savoir que ce moyen exige quelques précautions, attendu que même avec beaucoup d'air, cet agent excite la toux, produit de la dypsnée et un véritable coryza, enfin des accidents graves, tels que l'asphyxie et la mort, si l'on en respirait en grande quantité. —Les appareils fumigatoires de Guyton Morveau, doivent être employés lorsqu'il s'agit de désinfecter l'air, attendu qu'ils permettent de graduer le dégagement du chlore et de le faire cesser à volonté. — C'est parce qu'un grand nombre de personnes avait fait usage du chlore sans discernement dans les épidémies cholériques de 1832 et 1848, que les médecins n'eurent pas seulement à combattre le fléau dévastateur, mais encore le mal qui résultait des précautions outrées.

Cochon. — Animal domestique, que beaucoup de personnes regardent comme se rapprochant le plus de l'homme sous le rapport de la structure. Si dans les siècles d'ignorance, où les anatomistes n'ayant à leur disposition que les cadavres de ces animaux pour se rendre compte des parties constituantes du corps humain, il était presque permis de partager cette erreur, dans un siècle comme le nôtre, un tel préjugé n'est plus soutenable.

Coffinisme. — Variété du Charlatanisme qui ous les auspices du docteur Coffin, tend à faire de très grands progrès en Angleterre. Nous laissons au spirituel docteur Comet, rédacteur de *l'Abeille Médicale*, le soin de définir le Coffinisme :

«Ce système, dit-il, repose sur la répudiation complète et avouée de toutes les données médicales, physiologiques et anatomiques. Toute la médecine est renfermée dans l'ouvrage du père du système, le docteur Coffin ; et ceux qui la pratiquent sont des cordonniers, des épiciers, des mécaniciens, etc. Les remèdes sont des plantes médicinales, dont quelques-unes sont des poisons des plus actifs ; on ne les administre pas à dose infinitésimale, mais par cuillerée et par poignée ; pour plus de précaution, les croyants ont établi une *caisse de défense* à laquelle ils souscrivent tous, et qui les met à l'abri des poursuites pécuniaires en acquittant pour eux les amendes auxquelles ils peuvent être condamnés En 1852, une démonstration botanique fut faite à Londres pendant quatre jours, et les fidèles visitèrent le muséum du docteur Coffin, le muséum de Catlin et les jardins de Kew ; ils se réunirent pour prendre du thé, et firent une procession avec bannières déployées, ayant à leur tête le docteur Coffin et le docteur Harle. Ce qu'il y a de pis dans ce système, c'est qu'il s'adresse aux classes inférieures et peu éclairées de la société, et que, par conséquent, il est susceptible d'offrir plus de dangers. Une pauvre ouvrière voit-elle son enfant un peu malade, elle le porte chez le savetier du coin, qui est coffinite, et qui lui administre une cuillerée de *lobelia inflata* ; l'enfant va plus mal ; on répète la dose, il meurt. Le coffinite, traduit devant la justice, protégé par la caisse de défense, soutient, par l'organe de son avocat, que l'enfant a été tué par le médecin qui lui a donné des soins en dernier lieu. Le jury acquitte le coffinite, qui retourne à ses savates, convaincu que si l'enfant eût pris une autre dose du médicament, il eût été sauvé. »

Collier. — (Employé comme préservatif chez les enfants). Au mot amulette, nous avons fait connaître notre pensée relativement à ces objets consacrés par la superstition et la crédulité, et auxquels on attribue la puissance d'écarter les maladies, les accidents, etc. Disons cependant ici que c'est une erreur absurde de faire porter aux enfants un collier d'ambre gris, de corail, de bulbes d'ail ou de racines odorantes de certains végétaux, dans l'unique but de prévenir chez eux les convulsions, les vers intestinaux et une foule d'autres accidents.

Combustion humaine spontanée. — Phénomène dans lequel le corps humain s'enflamme spontanément, en certaines circonstances, et se réduit en cendres. Cet accident, dont on n'a peut-être pas plus de 50 exemples, n'a été observé en général que chez des sujets d'un âge avancé, surtout chez des femmes, sur des individus d'un grand embonpoint et dont les tissus étaient pour ainsi dire imprégnés d'alcool par un assez long abus des liqueurs spiritueuses. Une flamme bleuâtre, que l'eau active souvent au lieu de l'éteindre, parcourt une ou plusieurs parties du corps, et une fumée noire, épaisse, s'échappe du cadavre, et couvre les meubles et les murs d'un enduit onctueux et noir. Les tissus de l'individu frappé par cet accident sont réduits en cendre et ne laissent pour résidu, à l'exception de quelques pièces osseuses, qu'une espèce de matière grasse, fétide, un charbon onctueux et léger.

Un pessimisme bien naturel a rejeté pendant longtemps l'idée réelle des combustions humaines spontanées : on les regardait comme des fables imaginées pour tromper la crédulité publique. Aujourd'hui l'authenticité de ces phénomènes les met hors de doute.

Mais comment expliquer cette combustion? Deux opinions dominent la science à cet égard : la première veut qu'une matière en ignition soit en contact avec l'individu qui présente l'organisation indiquée plus haut : Vicq d'Azyr, Lair et Dupuytren admettent cette idée ; la seconde opinion veut que le tissu célullaire, devenu éminemment combustible et en même temps idio-électrique par les gaz inflammables qui peuvent se dégager du corps, soit susceptible de prendre feu à la suite d'un exercice violent ou de toute autre cause propre à déterminer une étincelle : Lecat, Kopp et Marc sont de cet avis.

Conformation extraordinaire. — La nature, jalouse de ses lois, s'en écarte quelquefois, bien qu'aux yeux de celui qui peut pénétrer ses mystères, il ne la trouve pas moins admirable dans ses écarts que dans ses perfections. Notre but n'est point ici de rappeler toutes les conformations extraordinaires de l'espèce humaine, mais bien de dire un mot d'un mathématicien né sans bras ni jambes, que tout le monde a pu admirer à Paris depuis quelque temps.—C'est de M. Charles Grandemange, que je veux parler.—Ce jeune calculateur mental (né à Epinal, le 10 juin 1835), qui a excité au plus haut point l'intérêt des corps savants qui l'ont entendu, jouit de la faculté étonnante d'exécuter rapidement les calculs les plus compliqués, et de résoudre les problèmes d'arithmétique, d'algèbre et de géométrie les plus difficiles. Si la science de M. Grandemange se bornait au calcul, nous n'en parlerions pas, car on pourrait nous dire, mais Mondeux, Mangianell, etc., en on fait autant; aussi, dois-je dire que Grandemange a l'avantage sur ses prédécesseurs, de pouvoir transmettre les procédés qu'il a créés, procédés que le savant M. Bourdon a déclarés supérieurs aux procédés employés ordinairement, et jugés dignes d'entrer dans les traités de mathématiques destinés à l'enseignement. Nous avons voulu voir M. Grandemange, et voici les observations que nous avons faites sur sa position physique : *Taille* 74 centimètres, savoir : de l'atlas au coccix 54 centimètres; hauteur verticale de la tête 20 centimètres; *absence de bras et de jambes*, seulement une partie d'humérus de 22 centimètres de longueur du côté gauche et de 12 centimètres du côté droit, et une partie de fémur gauche de 20 centimètres; absence totale du fémur droit. M. le docteur Haxo, d'Epinal, dans son rapport à l'Académie de médecine, attribue l'état physique de Grandemange, à une maladie du fœtus, la mère ayant éprouvé un violent effort dans les premiers temps de sa grossesse, en soulevant un fardeau, et ayant été obligée de s'aliter jusqu'à l'accouchement.

La position physique de M. Grandemange, son intelligence, sa prodigieuse faculté calculatrice, etc., tout était digne de fixer sur lui l'attention du public et surtout des corps savants si nombreux à Paris. —M. Grandemange se fit entendre à l'Académie de l'Enseignement et à la Société pour l'instruction élémentaire : il obtint une médaille d'argent de chacun de ces corps savants. Le 3 février 1854, la Société des Sciences Industrielles de Paris, présidée par M. Dubocage, consacrait une séance toute spéciale à M. Grandemange ; et le 17 du même mois, les membres de cette Société, présidés par M. le docteur Bourdonnay, décernaient à l'unanimité la médaille d'or de 1re classe à M. Charles Grandemange.

Congélation des membres. — Exposées à l'intensité d'un froid rigoureux, les parties les plus éloignées du cœur peuvent être atteintes de phlyctènes remplies de sérosité sanguinolentes. C'est ainsi que les mains, les pieds peuvent être frappés de gangrène : la mort peut même survenir par congélation. Ce serait une bien grave erreur, d'exposer alors à une chaleur subite les parties du corps qui ont souffert d'un trop grand froid : toute alternative trop brusque, de froid excessif et de chaleur trop élevée pourrait déterminer des accidents redoutables (inflammation, suppuration, gangrène).—Il faut donc, dans le cas qui nous occupe, rétablir peu à peu le sentiment dans les parties, en les plongeant dans l'eau très-froide, dans la neige ; puis, lorsque la sensibilité est revenue, les frictionner avec des spiritueux, des liqueurs aromatiques, jusqu'à ce que la chaleur naturelle soit à l'état normal.—Dans le cas où il y aurait *apparence de mort*, il faut placer l'individu dans une chambre dont la température ne dépasse pas 6 à 8 degrés centigrades, le frictionner vigoureusement avec des linges imbibés d'eau froide ou de neige, et surtout continuer ces moyens avec persévérance, car on a vu des individus revenir à la vie, après plusieurs heures de cette manœuvre. On substitue alors à l'eau et à la neige les spiritueux aromatiques, enfin, l'on administre à l'intérieur les corroborants.

Constipation. — Difficulté extrême ou impossibilité d'aller à la selle. La médecine triomphe bien plus facilement d'une constipation opiniâtre que d'une dyssenterie violente, surtout lorsqu'elle dure depuis longtemps; mais un mode de traitement dangereux que nous devons chercher à faire disparaître, c'est celui qu'emploient quelques personnes, et qui consiste à prendre un bain de pied d'eau froide ou à marcher pieds nus sur des dalles, dans le but de combattre la constipation.

Constitution (bonne). — Beaucoup de personnes se méprennent sur le sens de ce mot, en entendant par *bonne constitution* cette vigueur, cette force herculéenne, ces appareils musculaires très-développés qui sont le partage de quelques individus; c'est une erreur. — Pour nous, comme pour toutes les personnes familiarisées avec les principes de la physiologie, l'individu d'une bonne constitution est celui qui résiste le plus à la fatigue, aux veilles, aux excès, aux chagrins, sans que sa santé s'en trouve notablement dérangée.

Contagion. — Communication d'une maladie par le contact médiat ou immédiat. — Quoique la manière dont s'opère la contagion nous soit le plus souvent inconnue, on doit penser néanmoins qu'elle a lieu par le moyen d'un agent matériel nommé *principe contagieux* ou *virus*. — Il faut d'abord établir une différence entre les maladies contagieuses et les maladies épidémiques. Celles-ci ont ordinairement l'air pour véhicule, tandis que les premières ont toujours pour cause le contact. Ce contact peut être *immédiat*, si le principe contagieux est transmis directement de l'individu malade à une personne saine par contact intime, ou *médiat*, si le contact a lieu au moyen des objets appartenant au malade : vêtements, etc. L'expérience démontre que les tissus de laine, de soie, de coton, de chanvre, sont de toutes les matières celles qui reçoivent et transmettent le plus facilement le principe contagieux. Quelles sont les maladies contagieuses ? Cette question est loin d'être résolue d'une manière satisfaisante.

Au nombre des affections contagieuses par contact médiat ou immédiat, figure en première ligne la *gale*, produite par la présence d'un *acarus*, presque invisible à l'œil nu, qui s'introduit sous la peau, excite du prurit, fait naître une vésicule dont il s'éloigne dès qu'elle devient purulente, et chemine ainsi en suivant les rides de la peau et en produisant ça et là de nouvelles pustules. Quoique reconnue depuis longtemps, l'existence de l'acarus de la gale était regardée comme très-douteuse et même tout-à-fait chimérique, bien qu'il eût été parfaitement constaté par M. Galès. Les recherches de plusieurs savants, entre autres du chimiste Raspail, ont mis hors de doute la présence de cette acurus dans les boutons de la gale : de plus, les recherches et les observations de M. Gras, sont venues prouver que cet insect était réellement l'agent de la contagion de cette maladie.

La syphilis, la pustule maligne, la rage, la vaccine, la variole, se transmettent aussi par contact médiat ou immédiat ; de même que la rougeole, la scarlatine, la varicelle, et peut-être même le croup et la coqueluche. L'hérédité joue un rôle important dans la transmission des dartres, des scrofules et de la lèpre, endémique en Egypte, à Java, en Norvège et en Suède.

Parmi les cas peu certains de maladies contagieuses, nous devons signaler le cancer, la dyssenterie; la phthisie, malgré l'opinion de quelques auteurs. Les expériences qui ont été faites sur le caractère contagieux du cancer, semblent résoudre sa contagion d'une manière négative, et pour ce qui est de la dyssenterie et de la phthisie pulmonaire, les faits sur lesquels s'appuient les observateurs pour déclarer contagieuses ces affections, ne sont ni assez nombreux, ni assez concluants. Quant à certaines ophtalmies purulentes, il est aujourd'hui démontré qu'elles se transmettent par contact.—La fièvre typhoïde et le choléra sont-ils contagieux? Bretonneau et Gendron, qui ont étudié la première de ces affections dans les petites villes, où il est plus facile de s'assurer du caractère contagieux d'une maladie, n'hésitent point à se prononcer affirmativement : cependant la plupart des médecins nient cette contagion ; quant au choléra, de lugubre mémoire, le courage des médecins semble bien prouver sa non contagion. Mais l'infection, ou action délétère, exercée sur l'économie par les miasmes morbifiques, produit très-sûrement ces maladies, et personne ne conteste leurs dangers dans cette circonstance. — Nous avons vu que la contagion de certaines maladies est niée par un grand nombre de médecins, quoique soutenue par d'autres. Cherchons à étudier ce point de l'étiologie. Si l'on considère le malade au moment même où il est atteint par une maladie épidémique, loin de tout foyer d'infection, certes, l'on est porté à nier le caractère contagieux de l'affection. D'où vient, néanmoins, que des personnes en apparence bien portantes, quittent un lieu ravagé par une épidémie, pour se soustraire au fléau dévastateur, et sont cependant atteintes, quelques semaines ou quelques mois après? Ne se pourrait-il pas que par les effets étonnants de la prédisposition ou de l'idiosyncrasie, les causes morbifiques eussent atteint ces personnes antérieurement, et que les effets de ces causes ne se fussent manifestées que longtemps après l'exposition à la contagion ou à l'infection? On contesterait difficilement cette idée en présence des phénomènes que nous offre la période d'incubation de plusieurs maladies, de la rage entre autres, dont les effets sont plus ou moins longs à se manifester. Cette question de la contagion se trouverait donc ainsi résolue si notre opinion trouvait un certain poids parmi les membres du corps médical, et l'on ne serait plus forcé de chercher dans les *constitutions atmosphériques* les causes occultes de certaines épidémies.

Continence, Privation des plaisirs de l'amour physique. — Il est certain que si les organes de la génération étaient plongés dans une inaction complète, ils perdraient peu à peu de leurs facultés et tendraient à s'atrophier.—Cependant, la santé n'en serait nullement altérée, surtout si les désirs étaient muets chez l'individu. Mais, lorsque le contraire a lieu, lorsque l'appétit se manifeste en raison de la privation, des troubles notables peuvent survenir. —Neanmoins, l'excès est plus à craindre que la continence, mais pour l'homme qui peut remplacer le plaisir par une occupation sérieuse, pour celui qui, voué aux ordres religieux, est dominé par cette pensée suprême, que l'Eternel lui tiendra compte de son abnégation, la chasteté devient une vertu facile et qui n'offre aucun inconvénient pour la santé du corps.

Contre-Poison. — Autrefois on appelait ainsi un grand nombre de substances médicamenteuses dont les vertus, complètement illusoires, se sont éclipsées devant les investigations des expérimentateurs modernes. En revanche, les progrès de la chimie nous ont fait découvrir quelques antidotes véritables, c'est-à-dire susceptibles de décomposer certains poisons, ou de se combiner avec eux de manière à donner naissance à un nouveau produit qui n'exerce aucune influence délétère sur l'économie. — Mais le nombre des médicaments auxquels on attribue la propriété de prévenir ou de combattre les effets d'un poison est plus restreint que ne le croit le vulgaire, qui regarde comme antidotes, le lait, l'huile, les boissons mucilagineuses et émollientes. Ces moyens adoucissants doivent suivre l'emploi des autres poisons, mais il faut bien se garder de croire que le lait, par exemple, puisse jamais servir d'antidote pour quelque empoisonnement que ce soit.

Contusion. — Lésion produite dans les tissus vivants par le choc des corps ronds ou à large surface et sans solutions de continuité. Les fortes contusions sont des accidents qui réclament impérieusement la présence du médecin, parce qu'elles s'accompagnent très souvent de déchirures ou ruptures des visceres thoraciques ou abdominaux. — Ainsi, pour ne citer qu'un fait : Un homme tombe de la fenêtre d'un deuxième étage, et meurt sur le coup : Il n'avait pour le vulgaire qu'une contusion au ventre, mais l'autopsie démontra au médecin plusieurs déchirures de l'estomac.

Lorsque la contusion est légère, elle se présente sous la forme d'une tresse violacée, bleuâtre (ecchymose) perdant bientôt son intensité, devenant verdâtre, jaunâtre, enfin disparaissant par l'absorption du sang. Ce phénomène, qui effraie à tort les malades, est au contraire un signe de guérison ; mais lorsque la contusion est un peu forte, des vaisseaux plus profonds sont rompus, et le sang ne pouvant se disséminer, reste dans son foyer ; quand il disparaît plus difficilement, c'est ici que la pratique populaire de *comprimer les bosses* avec une pièce de monnaie, un corps, réussit assez souvent en produisant cette dissémination. — Toutefois il faut user de ce moyen avec une certaine réserve, pour ne pas risquer de faire plus de mal que de bien.

Coqueluche. — Affection spasmodique des bronches, caractérisée par des quintes de toux, composées de plusieurs expirations saccadées, suivies d'une longue inspiration sonore à laquelle succède une expectoration spumeuse et filante. — Il est peu de maladies qui se montrent aussi rebelles aux agents thérapeutiques. Néanmoins chaque médecin prétend avoir son spécifique, et l'on ferait une longue liste des moyens *infaillibles* qui échouent tous les jours dans le traitement de la coqueluche. — Que les gens du monde sachent donc que cette maladie, généralement peu grave, à moins de complications, dure 40 jours au moins, quoi qu'on fasse, et qu'ils n'ajoutent plus foi à ces prétendus spécifiques qui n'abrègent pas d'une seconde la durée du mal. — La coqueluche, qui règne souvent d'une manière épidémique, est contagieuse.

Cors. — Tumeurs épidermique, dure et circonscrite, qui se développent sur différentes parties du pied. Ces tumeurs, par elles-mêmes, ne sont pas douloureuses, mais dans les temps humides elles se gonflent comme tous les corps hygrométriques, augmentent de volume et exercent une pression qui occasionnent des souffrances quelquefois excessives ; ces souffrances n'ont pas leur siège, comme on pourrait le croire, dans la substance inerte, mais dans les parties qu'elles compriment. Quant aux spécifiques si vantés par les charlatans, pour détruire les cors, leur usage n'est d'aucune utilité; du reste, toute pratique peu judicieuse de la part des personnes étrangéres à la science, peut produire des accidents graves. Tout le monde sait qu'un des plus riches restaurateurs de la capitale périt victime, il y a quelqees années, de l'imprudence qu'il eut de vouloir s'extirper lui-même un cor à l'orteil.

Corsets. — *(Dangers de les porter trop serrés).*

Un des plus grands philosophes qui aient honoré la France a dit : *Tout est bien sortant des mains du Créateur, tout dégènère entre les mains de l'homme.* — C'est relativement à la femme, c'est surtout contre l'usage du corset, usage désavoué par la raison, mais toujours entretenu par la coquetterie, que Rousseau s'est élevé, sans que sa voix éloquente ait rien pu obtenir de ses conseils sincères, et de l'exposé des dangers que cette espèce de lien constricteur entraîne avec lui. Si faible que soit notre voix, elle se fera entendre dans cette circonstance, trop heureuse si elle parvenait à sauver un seul enfant des maux auxquels expose ce vêtement homicide.

Nous admettons l'usage du corset, lorsqu'il s'agit de remédier aux déviations de la taille ; hors de là, nous le condamnons, car il comprime simultanément la poitrine et le ventre. Quoique ces deux cavités se touchent par leur base, le corset change violemment cette diposition normale, puisqu'il donne l'image de deux cavités qui tendent à s'étrangler à leur point d'union. — Ce n'est pas tout ; le thorax et l'abdomen doivent varier leur dimension à chaque seconde, pour effectuer l'acte de la respiration, et voilà que le corset vient leur opposer forcément une sorte d'immobilité! Que résulte-t il de là? Que la circulation et la respiration sont génées, et que les viscères du bas-ventre sont comprimés et refoulés. Il n'est pas de médecin qui n'ait vu de crachements de sang et des phthisies, dont il ne devait pas chercher la cause ailleurs.

Nous avons parlé de la circulation et de la respiration ; mais la digestion elle-même a sa part dans ses dérangements fonctionels : de là ces anxiétés, ces douleurs insuportables et profondes qu'éprouvent les jeunes filles après leur repas. — Si les conseils de la science sont sans influence contre une mode, source de tant de maux, nous croyons que la loi devrait intervenir, au nom des femmes et des générations futures, contre un abus aussi révoltant. Et ici nous n'exagérons rien : nous parlons en médecin, avant de terminer en pédagogiste.

Il n'est pas un seul homme, quelque peu familiarisé avec les principes de l'hygiène et de la physiologie, qui ignore que la femme ne compromet pas seulement son existence, mais encore celle des enfants qui naissent d'elles, en employant le mode actuel adopté pour les corsets. La femme appelée à devenir mère, a besoin du concours de tous les organes de la vie, pour partager son existence avec l'être qu'elle porte dans son sein. Ses digestions doivent être légères, sa circulation modérée, sa respiration libre. — Or, ces fonctions peuvent-elles agir d'une manière convenable, lorsqu'un étau vient comprimer ce que la nature a voulu laisser libre? Le législateur ne serait donc pas blamable, lorsqu'il voudrait atteindre de son glaive un usage barbare qui nuit à la bonne constitution de la société.

Envisageons maintenant la question au point de vue de la Pédagogie. — Quel est le rôle de l'institutrice à l'égard des parents ? De remplacer la mère qui lui confie ses enfants. Or, l'institutrice est appelée, non-seulement à donner l'éducation intellectuelle et morale, mais encore à veiller sur le développement du corps de ses élèves. Donc ce que les mères ne font pas toujours, l'institutrice doit l'exiger, si elle veut remplir convenablement sa mission. Et ici nous allons exprimer des idées qui, je crois, seront partagées par beaucoup de personnes.

Nous croyons fermement que l'autorité devrait poursuivre dans tous les pensionnats, un genre de de destruction qui prépare à la société une population rachitique de corps et de pensée. — Les inspecteurs des écoles doivent savoir qu'une forte constitution prépare des esprits forts, et lorsqu'on leur montre des jeunes filles à *taille de guêpe*, loin de sourire agréablement et de féliciter l'institutrice, ils devraient la blâmer sévèrement et plaindre les victimes malheureuses, qui croient n'obéir qu'à un caprice de mode.

Qu'on ne croie pas néanmoins que nous voulions proscrire entièrement ce vêtement qui comprime les seins et les atrophie, quoique selon l'expression d'un énigme célèbre, il ait pour but de *contenir les superbes, de soutenir les faibles et de ramener les égarés*. Nullement; nous voudrions seulement qu'au lieu de corset armé d'un busc métallique et de baleines, les jeunes filles fissent usage de gilets à parois résistantes, sans être dures, maintenus par des cordons plats et élastiques. Accoutumées de bonne heure à son action, les enfants se tiendraient fermes et droites, et ne comptant plus sur un soutien infidèle et dangereux, les muscles du dos et de la poitrine acquerreraient tout leur développement et toute leur force.

Nous concluons donc que l'usage du corset, tel qu'il est établi, est vicieux, nuisible à la santé de la femme et des êtres qu'elle donne à la société ; que les institutrices doivent employer toute leur influence pour faire comprendre aux parents le danger qu'il y a pour leurs enfants de porter des corsets trop serrés ; enfin que les lois devraient sévir contre des abus qui mettent en péril l'existence des individus.

Coriza (Vulgairement rhume de cerveau). — Mot grec, conservé en latin et en français, pour désigner l'inflammation de la muqueuse des fosses nasales. Cette maladie fut appelée autrefois *rhume de cerveau*, parce qu'on supposait que l'écoulement nasal, dans cette affection, provenait du cerveau. L'Anatomie a renversé ce préjugé en prouvant que le cerveau n'avait aucune communication avec l'extérieur, et que les douleurs qui se faisaient sentir dans la région du front étaient dues à l'inflammation de la membrane pituitaire, inflammation qui s'étend aux sinus fronteaux.

Cosmétiques, préparations diverses destinées à *conserver la beauté.* — Il y en a cinq espèces, dit M. de Wailly :

1° Ceux où il entre des substances minérales : *ils sont souvent vénéneux* ;

2° Ceux qui contiennent des substances alumineuses et calcaires : *ils bouchent les pores de la peau et la durcissent ;*

3° Certaines poudres végétales dont l'*action est corrosive* ,

4° Enfin, les pommades de concombres, de cacao, les eaux de rose, de plantin, etc., qui sont *innocen-*

tes et qui peuvent même donner à la peau quelque souplesse ; quant à la cinquième espèce, elle est des plus précieuses, car elle blanchit réellement la peau, enlève les rides et les tâches de rousseur, en un mot rajeunit et embellit : seulement on ne la point encore trouvée.

Croissance. — Il y a 20 à 25 ans, qu'un médecin a composé sur les *maladies de la croissance*, un ouvrage dont le moindre défaut est d'être insignifiant d'un bout à l'autre. C'est que ce médecin, de même que beaucoup de personnes étrangères aux lois de la Physiologie, se figurait que la croissance est la source d'une foule de maladies qui n'ont avec elles, en réalité, que bien peu de rapport. Qu'on se mette donc bien dans l'idée que la croissance est une fonction naturelle qui, en géneral, ne demande que les soins hygiéniques nécessaires à son accomplissement.

Coton. — L'usage de cette bourre végétale remonte à la plus haute antiquité, bien qu'on ignore à qu'elle époque les tissus si variés qu'on en fabrique aient été inventés. Des préjugés nombreux existent relativement à l'emploi du coton. Ainsi, beaucoup de personnes en France ne veulent point porter de chemises de coton, pensant que la peau s'irrite de ce vêtement ; d'autres le rejettent du pansement des plaies et des ulcères, dans l'idée bien arrêtée qu'il peut nuire à la cicatrisation. Ce sont là des préjugés qui doivent être vivement combattus, puisqu'il est prouvé que, dans certains cas, les tissus de coton ont de grands avantages sur ceux de chanvre ou de lin. Disons d'abord que le reproche qu'on fait au coton d'irriter la peau est réellement insignifiant, puisque cette irritation n'égale même pas celle de la plupart des toiles qu'on lui substituent pour confectionner les chemises. Maintenant examinons ses avantages : le coton absorbe mieux la transpiration que la toile et ne se refroidit point comme elle au contact de l'air : il est plus chaud que le lin et le chanvre, et conserve mieux la température du corps; enfin, il s'oppose à ces transpirations excessives qui nous abattent tant dans les grandes chaleurs des étés. — En thérapeutique, il paraît avoir une action spécifique dans les brûlures, et M. Mayor, de Lausanne, le préfère à la charpie dans le pansement des plaies. — Tous les inconvénients attribués au coton sont donc imaginaires, et son usage doit au contraire se répandre de plus en plus, puisque, outre les avantages qu'il tient de sa nature, il est bon marché et facile à conserver intact.

Couleuvre, reptile très connu de l'ordre des Ophidiens. — L'ancienne thérapeutique, qui ne se piquait guère de flatter le goût dans l'emploi de ses médicaments, avait conseillé l'usage de la peau, des vertèbres, de la chair de couleuvre. Les propriétés imaginaires de ces agents pharmaceutiques sont aujourd'hui relégués bien loin, et ne rappellent plus que les temps où la voie des découvertes innombrables de la chimie n'était point encore ouverte.—Quant à la question de savoir si les couleuvres s'attachent au pis des vaches pour leur téter le lait, la plupart des Physiologistes, M. Dumeril entre autres, se prononcent négativement, trouvant que la succion ne peut être opérer par la bouche de ces reptiles.

Coupure, petite plaie faite par un instrument tranchant. — Le persil haché que tant de personnes ont l'habitude de placer pour obtenir la réunion immédiate des coupures, ne peut produire aucun effet, mais les compresses d'eau salée qu'on emploie indistinctement sur toutes les plaies détermine souvent une irritation qui devient une cause de suppuration. — C'est sans doute parce que l'eau salée modère ou arrête l'hémorrhagie, que son usage, dans les plaies, est si généralisé ; mais comme l'arsenal pharmaceutique nous offre une foule de moyens pour parvenir à ce but, sans déterminer d'irritation dans la plaie, on doit abandonner tout ce qui peut augmenter le mal au lieu de favoriser sa guérison.

Crapaud. — Reptile de l'ordre des Batraciens, auxquels on a longtemps attribué des propriétés médicinales imaginaires : c'est ainsi qu'on ordonnait la poudre de crapaud brûlé contre l'hémorrhagie, la chair de crapaud contre l'hydropisie, etc., mais malgré les assertions de Kœnig et de Jean Ursinus, le sang continuait de couler dans l'hémorrhagie, et les hydropiques ne guérissaient pas malgré les assurances de Paullini.

On a aussi exagéré à tort les effets du prétendu *venin* des crapauds en disant que leur bave, leur urine pouvaient produire la fièvre, les convulsions et la mort. — Bernard de Jussieu, et d'autres naturalistes avant lui, ont irrité vainement ces animaux :

leur bave, leur urine, n'ont pu produire aucun mal.—Le venin de ces reptiles n'existe donc que dans l'imagination des personnes irritables ou pusillanimes. Nous devons également rassurer les gourmands, auxquels la bonhommie de nos paysans fait quelquefois savourer des cuisses de crapauds, en guise de cuisses de grenouilles, en leur disant que la chair de ce batracien n'irrite nullement le canal intestinal.—Ce n'est point une erreur de croire que des crapauds puissent vivre de longues années renfermés dans une muraille épaisse, ou saisis dans une masse de marbre ou de houille. — Les expériences incomplètes de M. Hérissant, dans le dernier siècle, avaient déjà prouvé ce fait curieux, et, reprises, il y a environ 20 ans, par M. Milne Edwards elles ont été pour ainsi dire confirmées.—M. Hérissant renferma trois crapauds dans trois boîtes hermétiquement fermées par du plâtre gâché : après 18 mois, on trouva deux crapauds vivants. M. Edwards alla plus loin : il remplit de plâtre gâché plusieurs boîtes dans chacune desquelles il ensevelit des crapauds : les boîtes furent à leur tour renfermées dans du plâtre, et plusieurs mois après, des crapauds furent retrouvés vivants.

Pour expliquer ces faits rares, nous dirons que la prison la mieux fermée n'est jamais entièrement privé d'air, *car nul être au monde n'y subsisterait.* — Ajoutons à cela, la tenacité de la vie chez ces reptiles, leur engourdissement forcés dans cette circonstance exceptionnelle, on comprendra alors que s'ils n'absorbent rien, ils n'exhalent rien non plus (1).

---

(1) Voyez le tôme VIIIe de l'Erpétologie générale de

Crise, changement le plus souvent favorable qui survient dans le cours d'une maladie et s'annonce par quelques phénomènes particuliers, tels qu'une sueur abondante, une hémorrhagie considérable, des vomissemenis bileux, un dépôt d'urine, etc. — Bien que l'existence des crises ne soit pas admise par la plupart des médecins, aucun d'eux, néanmoins, ne peut contester que dans une foule de circonstances, certains phénomènes appelés *critiques* ne décident la terminaison heureuse ou malheureuse de beaucoup d'affections. Sans doute ces crises ne doivent avoir de valeur que comme *signes* pour le médecin, mais les méconnaître ne serait-ce point illogique? Les crises existent donc réellement, mais il ne faut point s'en exagérer l'importance et surtout se fier entièrement aux efforts de la nature pour la guérison des maladies. Relativement à la possibilité de prévoir les crises, on a cru la trouver dans les modifications du pouls, mais les faits que l'on possède à cet égard sont encore trop peu nombreux et trop hypothétiques, pour y accorder une valeur absolue.—Quant aux jours critiques, dont le 7me, d'après Hippocrate et Galien est le jour critique par excellence, puis, dans l'ordre de leur efficacité, le 14me, le 9me, le 11me, le 20me, le 17me, etc., etc., on s'est convaincu de la fausseté de cette doctrine en remarquant que l'époque d'une crise n'avait rien de fixe et qu'elle déterminait l'issue d'une maladie à quelque jour qu'elle se montrât.

M. Duméril, et le Rapport qu'il a fait à ce sujet à l'Académie des Sciences il y a quelques années.

D.

Découvertes en médecine. — Si l'histoire des peuples présente à notre admiration de grands princes, d'illustres capitaines et de sages législateurs, l'histoire des découvertes en médecine désigne à notre reconnaissance des hommes qui ont travaillé à la guérison de nos maux, à la conservation de nos jours, et, partant, à notre bien-être et à nos jouissances; les noms de ces bienfaiteurs de l'humanité doivent toujours être rappelés avec honneur, car si les jeunes médecins se les rendaient familiers, ils sauraient peut-être leur inspirer le désir d'acquérir une gloire égale à la leur, et, s'ils y parvenaient jamais, ils sentiraient combien il est noble et grand de consacrer son travail et son intelligence au bien-être et à la prospérité d'une nation !

Dentition (chez les enfants). — Voyez *Hochet*.

Détracteurs de la médecine. — Depuis que la médecine a subi l'heureuse influence des sciences positives, elle a changé totalement de face et a marché dans la véritable route du progrès. Mais parce que beaucoup de questions sont encore sans solution, ce qui tient à la difficulté avec laquelle marchent les sciences en général et à l'imperfection de nos moyens d'investigation, faut-il en conclure que la science n'existe pas ou que ses procédés sont impuissants? Une telle idée n'est soutenable que par ces quelques charlatans qui professent chacun une doctrine exclusive, tout autre que celle qui est enseignée.

Restent encore, comme détracteurs de la médecine, ces milliers d'infortunés qui, après avoir confié leur santé et leur fortune aux charlatans, retournent, en désespoir de causes, aux véritables médecins, alors qu'il n'est plus possible d'agir sur un mal dont on eût triomphé victorieusement dès le début.

Diagnostic. Opinion que se forme le médecin de la nature d'une maladie considérée individuellement. Dans un sens plus étendu, c'est la partie de la médecine qui a pour objet la distinction des maladies, par la connaissance des signes pathognomoniques propres à chacune d'elles.

On ne peut nier que depuis 60 ans, le diagnostic n'ait fait un pas immense. L'étude de l'anatomie pathologique, le perfectionnement ou la création des moyens d'investigations, ont amené des résultats d'une précision surprenante; il faut dire, néanmoins, que ces résultats précis révèlent quelquefois l'impuissance de l'art, mais aussi empêchent-ils souvent des tentatives inutiles dans le traitement des maladies incurables.

Domestiques (hygiène des professions). --On entend chaque jour, dit le docteur Bell, les domestiques attribuer une foule de maux, à ce qu'ils sont obligés de frotter les appartements. Cela est une erreur : Cet exercice n'a rien de nuisible pour la santé. Il lui est au contraire favorable ; son excès seul est dangereux. Poussé au-delà des forces de l'individu qui s'y livre, surtout chez les sujets prédisposés aux hernies, il peut n'être pas sans inconvénients. Dans les autres circonstances, on n'a rien à en redouter. — On parle sans cesse, dans le monde, de descentes de matrice, de maladies des organes génitaux, qui seraient, chez les femmes, les suites de cet exercice : sans doute il ne met pas à l'abri de ces accidents, mais on les verrait paraître sans lui. Il est bien souvent un excellent moyen de régulariser la menstruation chez les jeunes filles, et nous pensons que, dans la plupart des cas, il peut être utile, pourvu qu'il soit pris avec mesure.

E.

Ecole de médecine. — Voici comme un auteur dépeint cet établissement qui a rendu de si grands services :

« Je compare une école de ce genre à une im-
« mense vipérière, où le serpent le plus âgé se
« nomme Doyen. Semblable au cerbère du Tenare,
« ce nouveau doguin empêche la lumière de péné-
« trer dans le barathre des iatromanes. Un autre ser-
« pent, que l'on choisit pour être l'emblème du
« métier, se promène autour d'une massue ou d'une
« verge de fer. — Ce sont là les dignes armes du
« vif et vénérien Mercure, le dieu des voleurs, et
« le signe autour duquel le troupeau d'Hippocrate
« se rassemble. Les autres serpents grimpent dans
« les chaires et s'occupent à dresser la multitude
« de petits vipéraux qui, entortillés tous les ans de

« la mandrille doctorale, s'échappent de la grande « fabrique pour aller siffler et mordre à leur tour, « s'abattre dans la capitale ou répandre leur venin « dans les campagnes. »

Quel est donc cet homme célèbre qui a écrit de telles choses? Un médecin atteint de maladies incurables? Quelque savant destitué? Nullement. C'est tout bonnement un sieur *Larcheret* charlatan, inventeur d'un *élixir universel*, et qui a publié sous ce titre de *Larcherégium* un énorme *dictionnaire de l'Elixir universel*, dans lequel aucun médecin instruit n'est épargné.

Economie médicale. — Science toute nouvelle, que le docteur Munaret définit ainsi : *Connaissance des droits et des devoirs du médecin selon les temps et lieux.*

Les droits et les privilèges qui sont attachés au titre de docteur en médecine ou en chirurgie, dit M. Munaret, émanent de la justice et de la reconnaissance ; et des lois particulières les sanctionnent, — mais quelles lois, grand Dieu! Lois iniques, par le tarif de nos honoraires et vacations, qui équivalent au salaire d'un garde champêtre ou d'un commissionnaire de la ville. Lois qui trahissent des intérêts qu'elles devraient protéger, en nous attachant pour ainsi dire, sur le rocher de l'impunité, afin que le vautour du charlatanisme ronge, à son aise, les entrailles de notre institution.

Eh bien, il appartient à l'*Economie médicale* de commenter et d'apprécier ces lois, ordonnances, réglements et instructions concernant l'art de guérir ; — de signaler les réformes à opérer, pour prévenir les délits, détruire les abus dont nous nous plaignons depuis un demi-siècle et qui compromettent de plus en plus la dignité du médecin et les intérêts matériels de sa profession.

L'ouvrage du *médecin des villes et du médecin des campagnes* que publia **M.** Munaret en **1840**, fut le premier essai d'Economie médicale qui parut. Le succès de cet ouvrage fut si complet que son savant auteur médita un traité beaucoup plus important, lorsqu'une difficulté, qu'il n'avait pas prévu, s'opposa à la forme didactique qu'il voulait lui donner.

Nous regrettons, pour notre part, que la livre du docteur Munaret n'ait pu paraître, car nous sommes persuadé que nous y eussions trouvé des choses aussi utiles qu'originales.

Electricité, fluide impondéré, répandu universellement et dont on apprécie les effets variés sans en connaître l'origine ni la véritable nature.—L'idée pleine de justesse et de vérité, que *l'électricité peut être d'un grand secours dans le traitement de certaines maladies*, a été dans bien des cas confirmée par l'expérience. Mais le charlatanisme s'en étant emparé, on a bientôt mis en doute la valeur des guérisons attestées par des médecins consciencieux. — Quelle a été la cause de ce septicisme presque général? Les promesses mensongères des *électriseurs*, qui se sont vantés de guérir l'épilepsie, la danse de Saint-Guy, les rhumatismes chroniques, l'amaurose, la surdité, etc.

Si l'électricité n'agit que comme stimulant, on conçoit aisément que ce fluide ne puisse rétablir dans un membre paralysé, par exemple, les mouvements qu'un caillot apoplectique retient enchaînés dans le cerveau ; il ne peut non plus suppléer à l'absence de l'organe ou à sa dégénérescence, et faire que la fonction soit rétablie. Oubliant ces considérations importantes de diagnostic, les *électriseurs* ne tentent pas moins leurs essais sur des sujets incurables, et compromettent ainsi un moyen qui a son utilité réelle dans des circonstances données.

On a avancé que l'*électricité accélère les pulsations du pouls ;* mais c'est une erreur, attendu que les expériences faites avec des machines puissantes ont prouvé justement le contraire. —On a dit aussi que l'*électricité accélère la circulation du sang, en raison des effets produits sur les vaisseaux capillaires* ; mais la comparaison n'est pas exacte. On s'est fondé, dit M. Becquerel, sur l'expérience de Backler, qui avait placé sur un isoloir une personne électrisée à laquelle on avait ouvert la veine : dès que le patient touchait le sol, le jet perdait de sa force, de sa vitesse et de son amplitude. — Cet effet n'eut lieu que parce qu'il y avait une ouverture ; sans cela, toute l'électricité se serait portée à la surface.

Quant à l'emploi de l'électricité comme moyen thérapeutique, il ne répond pas toujours à l'espérance des expérimentateurs : c'est qu'ils ont reconnu dans leurs essais ce grand principe, que lorsqu'il s'agit de calmer un nerf surexité, il faut employer les courants continus, et que dans le cas contraire, c'est-à-dire lorsque le nerf se trouve dans un état d'atonie, il faut se servir de courants interrompus.

Entorse. — Distension violente de l'appareil

breux et musculaire qui environne les articulations, surtout celles du pied et du poignet.—Pour quelques personnes, l'entorse est un accident léger, qui ne demande qu'un peu de repos : sans doute si les désordres se bornent à une simple distension des ligaments ; malheureusement il n'en est pas toujours ainsi, car ces ligaments peuvent être déchirés ; les capsules synoviales peuvent être ouvertes ; les cartilages articulaires, contus ; les tendons, les nerfs, les muscles, tiraillés ; les vaisseaux voisins rompus ; les os fracturés, enfin la suppuration, le ramollissement, la carie des os peuvent se manifester, et même une tumeur blanche survenir, et donner lieu à l'amputation du membre affecté. L'art du médecin est donc indispensable ici, et nous ne pouvons comprendre que dans une circonstance si grave on confie sa bourse et sa santé à des charlatans.

Envies (Nœvus).—Nom donné à certaines tâches que les enfants apportent en naissant et que l'on attribue à tort, suivant tous les médecins, à des désirs que la mère a eus pendant sa grossesse. —Il faut dire qu'en effet, les femmes se plaisent, lorsque leurs enfants ont quelques taches en venant au monde, à remonter à des désirs dont la preuve de l'existence ne peut être donnée ni contredite.—Jacob, Hippocrate, Gallien, citent des faits pour acréditer cette idée ; Pline va même jusqu'à dire qu'une femme mit au monde un éléphant pour en avoir trop regardé un ; heureusement que nos femmes ne commettent plus d'aussi grandes imprudences que du temps de Pline, mais ce qu'il y a de certains c'est qu'il naît tous les jours des enfants avec des lentilles, des fraises, des raisins, sans que les mères aient jamais eu d'envies, tandis que d'autres, qui en ont eu beaucoup qu'elles n'ont pu satisfaire, accouchent d'enfants qui ne présentent aucune espèce de tâches. Le philosophe Malebranche aurait donc pu se dispenser de conseiller aux femmes qui avaient des envies impossibles à satisfaire, de se gratter ailleurs qu'au visage.

Envies de femmes grosses (*Voyez* l'article précédent). — Nous ajouterons que la médecine légale n'admet point les envies des femmes grosses comme excuses du vol ou du crime, l'état puerpérale n'ôtant point à la femme son libre arbitre.

F.

Fractures, solution de continuité des os. — Beaucoup de personnes s'imaginent que la présence du médecin est aussi indispensable au moment où se produit une fracture que s'il s'agissait d'une attaque d'apoplexie. C'est une erreur que nous chercherons à détruire. Sans doute, il peut être avantageux de réduire une fracture avant le développement de la réaction locale et de la tuméfaction ; mais il n'y a pas d'inconvénient à attendre quelques heures, quelques jours même, surtout lorsque le blessé est en repos, et qu'aucune personne étrangère à l'art ne vient essayer, par des manœuvres mal entendues, à remédier au mal de la partie affectée.

G.

Gauchers (Voyez *Ambidextre*).

H.

Hérédité. — Il ne faut pas se figurer, comme on l'enseignait autrefois, que les parents transmettent aux enfants le *germe* de leurs maladies; les enfants héritent tout simplement d'une organisation souvent identique à celle de leurs père et mère, et voilà tout. Ils sont *aptes* à contracter les mêmes maladies que leurs parents, mais là se borne l'héridité. Ajoutons que l'éducation, le genre de vie, le séjour dans un climat autre que le leur, modifient l'organisation des enfants qui, alors, ne contractent nullement les maladies auxquelles ils étaient prédisposés par l'hérédité. De là s'explique ce fait étonnant, que *l'hérédité respecte souvent le descendant direct.*—Nous placerons ici deux remarques importantes que nous devons à Mrs Roche et Sanson. La première, c'est que l'aptitude ou la prédisposition héréditaire à contracter telle ou telle maladie s'accroît de génération en génération, et que c'est ainsi que les races s'éteignent. — Le seconde, c'est que la prédisposition héréditaire se transmet en général du père aux filles et de la mère aux garçons. Depuis que notre attention a été dirigée sur ces faits disent Mrs Roche et Sanson, nous n'avons rencontré que de rares exceptions.

Hémorrhoïdes. — Il est une foule de personnes qui ne s'imaginent que les hémorrhoïdes sont toujours un *bénéfice de la nature*, que leur *présence est avantageuse*, et qu'on ne doit *dans aucun cas* entraver leur marche. — Cette opinion est exagérée. — Il n'est personne qui ne reconnaisse que les hémorrhoïdes simples, fournissant un écoulement modéré, sont une espèce d'émonctoire établi par la nature; mais l'abondance du sang qu'elles peuvent fournir, les inflammations qu'elles peuvent déterminer, les dégénérations mêmes qu'elles peuvent amener sont des indices sûrs de l'intervention nécessaire de l'art pour les faire disparaître. Quant à cette foule de remèdes aussi bizarres que ridicules, les sachets, les amulettes, la racine d'aristoloche portée dans la poche gauche, etc., elle ne peut porter son action que sur l'imagination des malades, et tout médecin qui tolère de tels moyens, doit craindre d'être placé bientôt au rang des charlatans, cette plaie saignante d'un art des plus honorables.

Hermaphrodites ou **Androgynes**, individus à deux sexes. — Les hermaphrodites complets, c'est-à-dire les individus capables de perpétuer leur espèce sans accouplement ne s'observent que dans les végétaux et dans quelques familles d'animaux, telles que les mollusques, les zoophytes, etc., bien que souvent, la plupart de ces êtres mâles et femelles aient besoin pour se reproduire du concours d'un autre individu.—Dans les classes supérieures d'animaux (oiseaux, mammifères), l'hermaphrodisme véritable n'est plus possible, la coexistence des ovaires et des testicules impliquant contradictoirement. On rapporte à la vérité, dit M. J. Virey, beaucoup d'exemples de femelles ayant les attributs mâles, ou des mâles imparfaits conservant encore plusieurs caractères extérieurs des femelles ; mais les femmes hommasses *(viragines)* peuvent présenter un développement extraordinaire de certaines parties, qui leur donnent des habitudes viriles, une voix rauque, une sorte de barbe et des traits masculins, de même que certains garçons de nature débile, n'ayant point de scrotum ni les testicules descendus hors de l'anneau inguinal, simulent, par leurs traits efféminés, par leurs mœurs timides, les caractères des filles : Ils manquent de barbe, et leur gorge devient potelée ; enfin, ils manquent de désirs qui prouvent qu'ils ne sont point hermaphrodites réels.

Hochet.—Petit instrument qu'on met entre les mains des enfants au maillot, afin qu'ils s'en frottent les gencives. — Le phénomène de la dentition s'opère quelquefois chez les enfants d'une manière insensible, mais le plus souvent il donne lieu à divers accidents plus ou moins graves. Les parents croient ordinairement que quand l'éruption des dents est précoce, l'enfant doit souffrir davantage ; c'est précisément le contraire qui a lieu, par la raison que l'orifice alvéolaire est moins retréci et présente moins de résistance dans la plupart des cas. Relativement au hochet, ce n'est point en buis, en ivoire, en argent qu'ils doivent être pour apaiser un peu les douleurs des gencives, mais simplement en racine de guimauve. Il y a bien longtemps que ce conseil est donné, et pourtant que de personne ne veulent pas le suivre?

Hopitaux. Ces établissements, monuments de notre philantropie, sont destinés à loger, nourrir et soigner les pauvres dans leurs maladies. C'est une immense tâche que l'administration des secours publics à Paris, malgré les sommes énormes allouées aux hopitaux et hospices civils de Paris! Et cependant, que de personnes méconnaissant les bienfaits de ces établissements, qui renferment ce que la science à de plus élevé, s'en vont partout répétant : que c'est un grand malheur d'être réduit à aller à l'hopital! Que diraient donc ces personnes si elles lisaient la description d'un de nos premiers hopitaux, avant 1789, que nous extrayons du rapport de Bailly, Tenon et Lavoisier. « Ils ont remarqué que la disposition générale de l'Hotel-Dieu, disposition forcée par le défaut d'emplacement, est d'établir beaucoup de lits dans les salles, et d'y coucher 4, 5 et 6 malades dans un même lit. Ils ont vu les morts mêlés avec les vivants ; des salles où les passages sont étroits, ou l'air croupit faute de pouvoir se renouveler, et où la lumière ne pénètre que faiblement et chargée de vapeurs humides.... La salle des opérations où l'on trépane, où l'on taille, où l'on ampute les membres, contient également et ceux que l'on opère, et ceux qui doivent être opérés, et ceux qui le sont déjà. Les opérations s'y font au milieu de la salle même; on y voit ces préparatifs de supplice, on y entend les cris des suppliciés, celui qui doit l'être le lendemain a devant lui le tableau de ses souffrances futures, et celui qui a passé par cette terrible épreuve, qu'on juge comme il doit être profondément remué par ces cris de douleurs? Ces terreurs, ces émotions, il les reçoit au milieu des accidents de l'inflammation ou de la suppuration, au préjudice de son rétablissement et au hasard de sa vie. — Mille causes se joignent chaque jour aux causes générales et constantes de la corruption de l'air, et forcent de conclure que l'Hotel-Dieu est le plus insalubre et le plus incommode de tous les hopitaux, et que sur neuf malades, il en meurt deux. »

Devant les améliorations successives dont l'Hotel-Dieu a été l'objet depuis 1789, la mort a fuit en quelque sorte de cet hopital, c'est-à-dire que la proportion des décès, a constamment diminué. — Il y aurait donc ingratitude à ne pas apprécier le zèle de l'administration, pour l'amélioration d'établissements dont la suppression subite pourrait donner une idée exacte de leur immense utilité. (1)

---

(1) Nous regrettons néanmoins que les hopitaux n'acceptent pas avec plus d'empressement toutes les créations susceptibles de soulager l'humanité souffrante. C'est ainsi que le *Nosophore Rabiot*, lit mécanique pour les malades, poussé à sa dernière perfection, se trouve plus souvent employé chez les particuliers que dans les hopitaux. Cependant, ce lit mécanique est supérieur à tout ce qui a été fait en ce genre jusqu'ici, moins coûteux et plus facile à monter et à manœuvrer : il s'adapte à toute espèce de lit, et s'emploie avec le plus grand succès dans toute les maladies, soit médicales, soit chirurgicales : il permet de donner au malade toutes les positions possibles, de le soulever pour lui passer des vases à déjections, pour le panser, l'asseoir, le changer

Huîtres. —Trois préjugés existent à l'égard de ce mollusque. — Le premier, c'est que le lait les dissout, ce qui n'est pas, car un acide seul (citron, vin blanc) jouit de cette propriété ; le deuxième, c'est que les huîtres qui sont bordées de noir sont les mâles (les huîtres sont hermaphrodites, c'est-à-dire mâle et femelle à la fois) ; le troisième, qui est passé en proverbe, c'est que les huîtres ne sont bonnes que dans les mois où il entre un R. Voici le mot de l'énigme de ce premier préjugé ; avant que les chemins de fer nous apportassent les huitres de leurs bancs en quelques heures , elles arrivaient gâtées à Paris pendant les chaleurs, et les mois de mai, juin, juillet et août, voyaient les gourmets bien privés. — Grâce à l'invention de Watt, les huîtres n'ont plus besoin d'R pour être mangées, et les amateurs peuvent s'en régaler toute l'année.

Humeurs-Froides. (Voyez *Scrofules*).

Hygiène. — Art de conserver la santé et même de la rappeler souvent au moyen du régime. —

---

de draps, le mettre dans un bain, le replacer dans son lit, etc, etc. Et celà sans la moindre douleur, sans la moindre fatigue même. Pour notre part, nous voudrions qu'un décret ordonnât le lit de l'habile M. Rabiot, pour tous les cas graves, dans les 1,177 établissements hospitaliers de la France: ce serait la récompense la plus douce que pourrait obtenir un homme dont le nom honore à la foi le pays et l'humanité, et qui a reçu de toutes les Académies auxquelles il a présenté son Nosophore, *les témoignages de la plus* haute et de la plus vive sympatie.

Dès la plus haute antiquité, les hommes ont su apprécier l'importance de l'hygiène ; mais c'est encore à Hippocrate qu'il faut remonter pour trouver cette vertu réduite en art. Plutarque et Aulu-Gelle le suivirent d'assez près, mais il fut dépassé par Galien, que copièrent un grand nombre d'auteurs. Les travaux de Bacon et de Descartes ne furent point inutiles aux progrès de l'hygiène. — Les découvertes de la pesanteur de l'air, du thermomètre, de l'hygromètre, etc., marquèrent l'époque brillante de cette science. — Le célèbre Hallé passa sa vie à disposer les immenses matériaux d'un ouvrage d'où devait sortir un monument qui aurait illustré les arts et la patrie de son auteur : malheureusement la mort de ce médecin ne nous laissa que le plan de ce grand ouvrage.

I.

Inoculation. — Introduction artificielle d'un virus, et particulièrement du virus variolique. L'inoculation, ou l'action de communiquer la petite vérole à une personne qui n'en était point attaquée, pour lui épargner le danger et les ravages de cette maladie, contractée naturellement, a été pratiquée de temps immémorial dans l'Asie. Vers la fin du 17e siècle, elle fut apportée ou peut-être renouvelée à Constantinople par une femme de Thessalonique. Les docteurs Emmanuel Timoni et Jacques Pilarini, de l'université de Padoue, permirent à cette femme d'inoculer sous leurs yeux plusieurs milliers de personnes. L'expérience réussit, et l'usage de l'inoculation se répandit dans une grande partie de l'Europe. Le génie de Jenner devait trouver le moyen de nous garantir entièrement de l'affreuse variole (Voyez *Vaccine*).

L.

Lait. (Sécrétion du) Ce n'est pas, comme on le croit généralement, le troisième ou quatrième jour après l'accouchement que la sécrétion du lait s'établit chez les femmes ; sans doute, une certaine quantité de ce liquide doit être accumulé dans les glandes mammaires pour qu'il se manifeste d'une manière sensible ; cependant il est certain que la sécrétion du lait a lieu quelquefois , dès les premiers mois de la grossesse, le plus souvent dans les derniers, et presque toujours immédiatement l'accouchement. — Ce n'est pas à dire qu'il faille sur le champ donner le sein à l'enfant qui vient au monde : quelques heures lui sont nécessaires pour se débarasser de certaines évacuations.

Langue. (Suicide en avalant la) On a prétendu que les nègres dévorés par l'ennui, avalait leur langue pour se délivrer d'une existence qu'ils ne pouvaient plus supporter. — Mais cet organe est tellement bien fixé par sa base, et par ses muscles à l'os maxillaire, que nous défions un seul individu appartenant aux races Elhiopique, Mongolique ou Caucasique , d'avàler sa langue sans la couper avec les dents : encore la douleur serait si grande que nous doutons qu'ils puissent mettre son projet à exécution, ce qui d'ailleurs ne le ferait pas mourir.

Langue Francaise. — Par une étrangeté inconcevable, il est des médecins, très recommandables d'ailleurs, qui semblent n'attacher aucun prix à la connaissance d'une langue qui domine par son élégance et son harmonie sur toutes les langues du monde. — D'où vient cette anomalie ? Sans doute de l'idée bien répandue, qu'en étudiant le latin, on apprend le français. On ne peut méconnaître, sans injustice, qu'en étudiant les langues anciennes, on remonte aux origines de la nôtre, mais cependant, il y a loin du génie des langues mortes au génie de la langue française !

Qu'on ne croie pas, néanmoins, qu'il soit impossible de posséder assez à fond la science grammaticale; comme le dit Voltaire, dans ses remarques sur Racine : *Il ne faut que du bon sens pour comprendre la grammaire.* Cela est très vrai, et cependant c'est une humiliante réflexion de songer à la coupable indifférence des Français, pour une langue que les autres peuples cultivent à l'envie. Toutefois, cette humiliante réflexion ne semble pas exercer une grande influence sur certains auteurs contemporains, qui se croient biens vengés, en rendant mépris pour mépris, et s'écriant emphatiquement ; *l'étude de la grammaire dessèche l'esprit : il faut la laisser aux puristes et aux grammairiens !* Eh ! Messieurs, soyez plus francs, dites-nous tout simplement que la paresse vous empêche de vous livrer à une étude qui vous paraît inutile, parcequelle absorbe les moments employés à vos éphémères travaux. Je vous demanderai de bonne foi, si vous croyez que l'étude de la grammaire a désséché l'esprit du bon Lafontaine, qui aimait tant à la discuter ; de Boileau, de Racine, de Corneille, de Molière et de Labruyère, qui l'avaient étudiée si profondément; de Voltaire, de Dumarsais, de Marmontel et de Condillac, qui s'en sont occupés si souvent dans leurs ouvrages ; enfin des Bossuet, des Fléchier et des Massillon, qui allièrent l'imagination la plus riche à la plus pure érudition. C'est assez prouver, je crois, combien est fausse l'assertion qui prétend que la grammaire dessèche l'esprit ; et pour dire au juste tout ce que nous pensons des auteurs incorrects, nous leur dirons : apprenez la langue que les Boileau, les Montesquieu et les Buffon ont approfondie sans altérer leur brillante imagination, et si après avoir médité les ouvrages de ces génies immortels, il se trouve que votre esprit desséché ne vous permette pas de cultiver la carrière littéraire, renoncez à capter notre attention par des récits incorrects ; ce sera un malheur pour vous, sans doute, comme c'en est un pour le propriétaire d'un champ qu'une première récolte a épuisé.

Lavement. — Un spirituel auteur nous a donné l'histoire de ce mot de la manière suivante. — « Dans le temps que la pudeur était plus dans les choses que dans les mots, on désignait l'injection pour laquelle la seringue est faite par le mot *clystère*. Des gens délicats y substituèrent longtemps après le mot *lavement*. On l'adopta, quoique vague, mais les ecclésiastiques s'en scandalisèrent, parceque ce substantif est employé dans les cérémonies de l'Eglise. — Alors grande rumeur à la Cour et chez madame de Maintenon. Les jésuites gagnèrent l'abbé de Sanit-Cyran, et employèrent leur crédit auprès de Louis XIV, pour obtenir que le mot lavement fut mis au nombre des expressions déshonnêtes ; en sorte que l'abbé de Saint-Cyran, blama publiquement le père Garasse, qui s'en servait aussi. — Mais, disait le père Garasse, je n'entend par *lavement* qu'un bain local, une ablution ; ce sont les apothicaires qui l'ont profané en l'appliquant à un usage messéant. — Il fut décidé qu'on substituerait le mot *remède* à celui de *lavement* ; *remède* comme équivoque, parût plus honnête. —Louis XIV, accorda cette grâce au père Le Tellier. Ce prince ne demanda plus de lavements, il demanda son remède, et donna ordre à l'Académie française d'insérer ce mot dans son dictionnaire avec l'acception nouvelle. Ainsi on substitua pendant quelque temps *remède* à lavement. »

Néanmoins, malgré cette décision, malgré Saint-Cyran, les Jésuites, Le Tellier, et les dames de la cour, le mot *lavement* est resté dans la langue et a reparu dans le dictionnaire de l'Académie. — Les médecins s'en servent exclusivement, et les dames qui, sans être malades, prennent chaque matin un lavement pour conserver la fraîcheur de leur teint, ne donnent plus le nom de *remède* à cette injection qui ne remédie à rien.

Léthargie *(Pathologie)*. — Sommeil profond et continuel dont il est difficile mais non impossible de tirer le malade.

On a rapporté bien souvent que des personnes inhumées dans un état de mort apparente, et exhumées quelque temps après avaient été trouvées avec les doigts, les mains complétement rongés, et l'on en a conclu que ces êtres malheureux, après s'être réveillés, avaient eu connaissance de leur état, et avaient subis une longue agonie, puisqu'ils en étaient venus à se manger les membres par suite de la faim atroce qui les dévorait. — Ces histoires de poignets en partie rongés, de doigts dépouillés ont dû sans aucun doute, jeter l'épouvante chez les personnes qui ne raisonnent pas. Il n'est que trop vrai que de funestes victimes sont descendues vivantes dans la tombe, et nous voudrions que la sollicitude des magistrats fût sérieusement éveillée à cet égard, mais ce que nous pouvons affirmer c'est que ceux qu'on ensevelit, qu'on dépose dans un cercueil recouvert de deux mètres de terre, ne *peuvent dans ces conditions nullement se mutiler*, et que la mort réelle succède bientôt à la mort apparente, soit par le défaut d'air, soit par sa viciation, soit enfin par la stagnation du sang veineux dans le cœur. — Que ce peu de mots suffisent donc pour bien convaincre de la fausseté de ces récits que la science ne peut accepter, qu'elle démontre comme matériellement impossible, et qui doivent seuls trouver accès dans ces pauvres chaumières où le défaut de lumières ne permet pas à la vérité de pénétrer.

Lithontripiques. — Ce sont des substances que l'on croyait propres à dissoudre les calculs développés dans les voies urinaires. La théorie des lithontripiques, abandonnée pendant longtemps, reprit une nouvelle vigueur il y a 25 ans, malheusement ces médicaments n'existent pas, n'en déplaisent aux ardents préconisateurs du Bicarbonate de soude même.

Livres populaires sur la médecine.—La science du médecin comprend l'Anatomie, la Physiologie, l'Hygiène, la Pathologie et la Matière médicale; en outre, et comme prélimaires, une connaissance assez étendue des sciences physiques et naturelles.—Or, je le demande de bonne foi, quels fruits d'utilité peut-on recueillir de la lecture d'un livre de médecine, quel qu'il soit, lorsqu'on ne possède pas les connaissances précitées? Aucun, assurément, si ce n'est de ce croire atteint de toutes les maladies dont on lit la description, où, ce qui est pis, de conseiller à telle ou telle personne malade de faire usage d'agents thérapeutiques dont on connaît peu les propriétés réelles. Un auteur l'a dit : les livres populaires de médecine ont tué plus de monde que la peste. — Nous ajouterons qu'une bonne police médicale devrait en interdire la publication.

Longévité. — On sait maintenant, dit M. Eliçagaray, à quoi s'en tenir sur la longévité séculaire des cerfs, des corbeaux, des corneilles, des cignes, des perroquets, des carpes et des brochets. Les anciens Grecs et les Romains calculaient sans doute la vie des animaux par semaines d'années comme les Hébreux la vie des hommes, longévité fort apocryphe elle-même, malgré la prétendue dégénérescence de la race humaine. Ainsi les 115 ans du cerf d'Alexandre, et la bagatelle de 1077 ans du cerf de César égalent simplement à la durée moyenne de 36 à 40 années. C'est ainsi qu'on a fait vivre 182 ans le faucon de Jacques II; le brochet de l'empereur Frédéric II, 267 ans, et qu'on a chargé les carpes de Fontainebleau du poids de trois siècles en les faisant contemporaines de François Ier. Le seul des animaux qui d'une manière bien avérée atteigne le complément d'un siècle est l'éléphant.

M.

Magnétisme animal. — Nom sous lequel on désigne plusieurs phénomènes bizarres, exceptionnels, miraculeux du système nerveux, attribués à certaines manœuvres particulières qui jettent le sujet dans un sommeil artificiel (docteur Baude). Si les rapports magnétiques étaient aussi bien prouvés dans l'espèce humaine qu'ils le sont dans les métaux, nous serions les premiers à le reconnaître, mais le contraire existe, n'en déplaise aux personnes de bonne foi, et nous allons le démontrer.

Si la découverte de Mesmer existe réellement, pourquoi ne développe-t-on pas le fluide magnétique dans les animaux qui, comme nous, sont soumis à tous les agents naturels? Parce que les animaux sont affranchis de ce pouvoir de l'imagination qui est la source dans notre espèce de tant d'erreurs, de préjugés, de maladies mêmes.

Pourquoi les magnétiseurs, en cas d'insuccès, n'ont-ils que cette réponse à faire : *cette personne n'a pas la faculté innée d'éprouver les effets du fluide magnétique*, ou *la foi lui manque*. — Combien de gens cependant se paient de ces paroles? Sans aucun doute, il est constant qu'une personne peut s'endormir sous l'influence de certains mouvements monotones, qui, par l'ennui qu'ils provoquent, modifient le système nerveux en concentrant l'innervation sur le foyer ganglionnaire; mais cela prouve-t-il le prétendu agent magnétique dont les hommes crédules parlent d'une manière si convaincante? Réellement on ne peut que rire de pitié en les voyant attacher une certaine importance à se débarrasser, par des contre-passes, du fluide magnétique qui n'existe que dans leur pauvre imagination.

Nous avons parlé d'*insuccès* en fait de magnétisme, prouvons ce que nous avons avancé.

D'abord les passes magnétiques ne produisent leur effet que sur un petit nombre de personnes délicates, nerveuses et impressionnables, sur des femmes surtout, car sur des sujets bien constitués, soit hommes, soit femmes. ces manœuvres sont généralement sans effet, n'en déplaisent à la foule d'adeptes du magnétisme.

Ensuite pour ce qui est de voir sans le secours des yeux, soit de près, soit à distance, soit à travers des corps opaques, de prophétiser, de diagnostiquer les maladies et mille autres turpitudes, il est impossible d'admettre ces faits, non-seulement parce qu'ils répugnent à la raison, mais encore parce qu'ils ne sont pas authentiquement démontrés, à ce point qu'un prix de 6,000 francs est encore à décerner depuis 20 ans, à la personne qui lira simplement à travers une feuille de papier en présence de quelques membres de l'Institut. Dans les différentes expériences qui eurent lieu chez le docteur Frappart, plusieurs somnambules lurent ou jouèrent aux cartes avec un bandeau et des pièces de taffetas d'Angleterre sur les yeux. — Mais un examen attentif démontra bientôt que le bandeau se détachait et le taffetas ce décollait. M. le professeur Gerdy, une des lumières de la faculté, puis MM. Peisse et Duchambre, répétèrent ces expériences sur eux-mêmes, et quoique entièrement éveillés, accomplirent les mêmes prodiges que les trompeuses somnambules. Aussi, depuis cette époque, le magnétisme, banni de la science, n'a plus que les salons pour théâtre de ses exploits, ou les places publiques sur lesquelles il concourt avec les escamoteurs et les tireurs de cartes à l'amusement des gens désœuvrés.

Il est facheux du reste, que la découverte de Mesmer n'existe pas réellement, car ses adeptes auraient pu profiter de la connaissance des événements pour jouer à la bourse au lieu de spéculer sur les misères humaines (1).

---

(1) Un docteur de nos amis, homme fort distingué d'ailleurs, se mit un jour dans la tête, afin de me convertir, de magnétiser le chat d'une de mes voisines. — Il y avait dix minutes environ, qu'il imprégnait de fluide magnétique le pauvre animal, lorsque celui-ci ferma en effet les yeux ; le docteur commençait à jouir du triomphe qu'il remportait sur mon incrédulité, lorsque par malheur, il approcha les doigts un peu trop près du bout du nez du chat, qui lui

Médecine, scinnce immense qui a pour objet la conservation de la santé et la guérison des maladies. — En donnant à ce mot cette large acception, la médecine comprend donc l'hygiène, l'anatomie, la physiologie, la pathologie et la thérapeutique.

De tout temps il s'est rencontré des esprits sceptiques qui ont nié le pouvoir de l'utilité de la science du médecin. — Cette science, on l'a regardée comme une science aveugle, employant des remédes dont elle ne connaissait pas les effets. — C'est une erreur ; et ce qu'Hippocrate disait cinq siècles avant J.-C. peut combattre victorieusement ce scepticisme : « Les malades, dit-il, guérissent quelquefois sans médecin, mais ils ne guérissent pas pour cela sans médecine : s'ils se sont conduits d'après des règles, ces règles sont celles de l'art; s'ils se sont livrés aveuglément au hasard, c'est en se rapprochant des procédés d'une bonne médecine que le hasard les a dérobés au danger. Dans le régime, comme dans l'emploi des médicaments, on peut suivre des méthodes utiles; on peut en suivre qui sont pernicieuses ; mais les unes et les autres prouvent également la réalité de l'art : celles-ci nuisent par un emploi mal entendu; celles là réussissent par un emploi convenable. — Or, ce qui convient et ce qui ne convient pas étant bien distinct, je dis que l'art existe. »

---

prouva bientôt, par un vigoureux coup de griffe, qu'il ne dormait nullement, et qu'il n'avait fermé les yeux que pour mieux se venger de l'expérimentateur.

Médecine préventive. — C'est celle qui consiste à se traiter, en état de santé parfaite, pour la maladie à venir. Nous avons refuté aux mots *purgatif* et *saignée*, cette pratique absurde et dangereuse.

Médicament. — Les différents codes médicamentaires ont été réduit à cette formule par Mencke : *si vous voulez être guéri, je ne sais de quelle maladie, prenez une plante, je ne sais laquelle; appliquez-là, je ne sais où, et vous guérirez je ne sais comment.* Et c'est un ministre de la santé, qui a écrit une telle turpitude !

Megalanthropogénésie. — Mot créé par le docteur Robert, pour désigner *l'art de procréer des gra. ds hommes, des hommes d'esprit, de talent, de génie*, art mensonger qui n'existait que dans l'imagination de son inventeur, et qui est resté sans objet, à moins que des esprits amis du merveilleux en aient voulu trouver un, dans un livre prétentieux, inutile, bon tout au plus a distraire les oisifs.

Menstrues. Plusieurs personnes croient que la lune influe sur l'écoulement des règles; d'autres veulent qu'on interdise l'entrée des cuisines, des laiteries, etc. aux femmes qui ont leurs règles, parce que, disent-elles, les viandes se corrompraient, le lait s'aigrirait, etc. Comment peut-on ajouter foi à de telles turpitudes ? Nous dirons donc aux femmes qui n'ont aucune maladie particulière, et qui, par conséquent, laisse échapper un sang parfaitement pur : entrez dans les cuisines, les laiteries, les potagers même, et les viandes, si elles sont fraîches, ne se corrompront pas, le lait ne tournera point, s'il ne fait pas trop chaud, et les melons viendront tout aussi bien, si une autre cause ne les fait avorter.

Mercure. (Médicament). Analysez les préparations de la plupart des charlatans qui prétendent guérir la syphilis sans le métal dont ils se déclarent l'ennemi, et vous trouverez bientôt le mercure déguisé sous une forme ou sous une autre. — D autres ont même été plus loin. Mittie, par exemple, ne prétendait-il pas que tous les végétaux, depuis l'hyssope jusqu'au cèdre, pouvaient guérir la syphilis? Disons aussi qu'une idée très répandue, accréditée d'ailleurs par des poétes remarquables, Barthélemy, entre autres, est celle qui consiste à croire que lorsqu'on a pris du mercure, il en reste toujours dans l'économie. — C'est une erreur d'autant plus grave qu'on se prive d'un remède d'une souveraine efficacité, surtout dans la syphilis. Apprenons aux personnes qui professent cette opinion contre le mercure, qu'il ne reste point une parcelle de ce métal dans le corps, quelqu'usage qu'on en ait fait, par la raison fort simple que solides et liquides se renouvellent complètement chez l'homme en quelques années.

Méthode Raspail. — Cette méthode, ou plutôt ce système, repose sur cette supposition générale que *le parasitisme des infiniment petits est la cause des 9/10 de nos maladies*. Ainsi donc, pour M. Raspail. « Le carreau est une invasion du péritoine par les helminthes ; la rage, c'est l'invasion du filet de la langue par un acare de grande ou de petite taille. L'Asthme est une accumulation sur les parois des bronches et à la base de la trachée artère de mucosités et des tissus parasites causés par les titillations des ascarides vermiculaires, etc, etc. » Partant de ce faux principe, M. Raspail emploie le camphre, comme capable de détruire un parasitisme qui n'existe en réalité que dans son imagination. De là cette panacée universelle, connue sous les noms de poudre de camphre, cigarettes camphrées, alcool camphré, vinaigre camphré, eau sédative, pommades camphrées, etc., que le vulgaire s'applique à tort et à travers, et dont il s'est reconnu, trop tard hélas ! la victime.

Cette méthode repose sur un tissu d'erreurs, a dit M. Piédagnel à l'Académie impériale de médecine, à l'occasion d'une communication relative à la mort de M. Cottereau, regardé comme victime du camphre ; — *c'est l'œuvre d'un esprit fourvoyé ; nous la condamnons* dans son principe et dans ses applications.

Nous n'avons rien à ajouter à ces paroles qui ne sont point dictées par un sentiment de jalousie, mais bien par cet esprit de justice qui dirige l'habile académicien.

Mort. (Signes de la) Malgré la réunion des signes suivants de la mort : absence de circulation et de respiration, raideur cadavérique, front ridé, yeux caves, nez pointu, lèvres pendantes, putréfaction, qu'il fallait distinguer avec soin de la gangrène, etc., l'expert ne pouvait se prononcer qu'avec réserve. — La question des signes de la mort a fait un pas important depuis la publication du beau rapport de M. Rayer, sur un mémoire de M. Bouchut ; voici une partie des conclusions de ce rapport :

1° La cessation définitive des battements du cœur, indiquée par la cessation des bruits cardiaques, est un signe immédiat et certain de la mort ;

2° La rigidité cadavérique est également un signe certain de la mort ;

2° Le défaut de contractilité musculaire, sous l'influence de l'électricité ou du galvanisme, est un troisième signe certain de la mort ;

D'après celà, il n'est pas nécessaire d'attendre la putréfaction générale pour déclarer le décès.

N.

Naissance de l'Enfant. — Il est beaucoup de personnes qui croient fermement que l'enfant s'aide lui-même au moment de l'accouchement. La preuve que cette idée n'est pas fondée, c'est que l'expulsion d'un enfant mort hors du sein de la mère, se fait presqu'aussi bien que celle d'un enfant vivant.

P.

Panaris. — Inflammation phlegmoneuse des doigts. C'est une erreur bien funeste que d'attendre qu'un panaris soit très mûr pour faire appeler un médecin. — C'est avant que le pus soit formé qu'il faut ouvrir le panaris, car dans le cas contraire l'inflammation gagne successivement toutes les parties de la main, du bras, de l'aisselle, et il s'établit une énorme suppuration qui peut amener la gangrène et coûter la vie au malade.

Parties surnuméraires. (*Tératologie*) Rien de plus remarquable, et cependant de plus réel que ces exemples nombreux de parties surnuméraires, chez l'homme comme chez les animaux. — On a vu les vertèbres, les côtes, les muscles, augmentés de nombre ou de volume.—On a vu des individus ayant deux langues, deux œsophages, deux duodéum; d'autres possédant quatre mamelles, d'autres ayant deux cœurs, deux aortes, deux pénis, deux clitoris. Il est des sujets qui sont nés avec six doigts à chaque main ou à une seule, six orteils à chaque pied ou à un seul, et, chose étonnante, cette anomalie était héréditaire. Enfin on a rencontré quatre jambes (1), quatre bras, deux corps pour une seule tête, deux têtes pour un seul corps, etc, etc. Que penser de ces pénomènes? Qu'ils dépendent peut-être, comme on l'a dit, d'un simple excès de développement ou de la fusion plus ou moins complète de deux fœtus.

---

(1) Nous avons connu à l'institution Noellet, rue Popincourt, à Paris (1845) le jeune Evrard, qui avait 4 jambes. Les deux jambes de derrière plus courtes que celles de devant lui servaient de siége pour s'asseoir.

Pharmacie. — La chimie médicale ne paraît nullement avoir été connue des anciens peuples, dont les seules préparations médicinales se bornaient à la trituration, la décoction, l'infusion, l'expression des sucs, et même la simple lotion. (Voyez *Pharmacien*, *Pharmacologie*),

Pharmacien.— Celui qui exerce la pharmacie. — Pour beaucoup de personnes, celui qui prépare les médicaments est apte à discerner les maladies où il convient de les employer. Aussi le pharmacien est il consulté plus souvent que le médecin. — Sans méconnaître les études aussi pénibles que profondes exigées du pharmacien, il manque de cette instruction pratique qui caractérise la profession de médecin, et il ne peut, en bonne conscience se substituer à ce dernier. — Le pharmacien, au lieu d'encourager cette erreur, qui est toujours au détriment de la bourse et quelquefois de la santé du malade, devrait se renfermer dans l'exercice de son art, que nous trouvons d'ailleurs assez important pour lui procurer toute la satisfaction qu'il est en droit d'en attendre.

Pharmacologie., partie des sciences médicales qui fait connaître les substances simples, l'art de les convertir en médicaments, et l'action exercée par ces derniers sur les tissus organiques. — L'une des plus importantes parties de l'art de guérir, la Pharmacologie, est depuis longtemps négligée à tort par la plupart des médecins : c'est une vérité, dit le professeur Cottereau, dont on peu se convaincre en jetant les yeux sur leurs formules, souvent mal conçues et quelquefois complètement inexécutables. Il résulte de là que le pharmacien se trouve dans la nécessité absolue de modifier la prescription sans l'avis de son auteur, à moins que, par un heureux hasard il ne puisse le rencontrer et le prier d'introduire lui-même les changements nécessaires. On conçoit combien cette démarche est délicate pour celui qui l'entreprend, et combien elle peut occasionner de confusion à celui près de qui elle est faite. — L'ignorance de ce dernier est mise à découvert, et il se trouve forcé de reconnaître la justesse des observations qui lui sont soumises par un homme dont les fonctions semblent devoir se borner au rôle d'exécutant.

Physiognomonie. — Prétendue science qui apprend à connaître le caractère des hommes d'après leurs apparences extérieurs. C'est un préjugé d'autant plus difficile à déraciner que celui d'établir des jugements absolus d'après les traits du visage, la conformation de la tête, du nez, la couleur de la chevelure et des yeux, qu'il s'est propagé sous l'influence d'un grand nom, celui de Lavater. — Malheureusement, il manquait à ce génie les connaissances qui sont la base de toute étude sur l'homme, l'*Anatomie* et la *Physiologie*; et le système de Lavater s'est écroulé sous la base fuyante des exceptions. Au type remarquable de Cuvier, on peut opposer la tête idiote de La Fontaine; au nez de Chateaubriant, celui de Socrate. Les cheveux roux ne sont pas tous des Juda Iscariote, pas plus que les frisés des Ajax ou des Murats. Enfin, pour ne refuter ici que le principe tiré de la disposition des cheveux, nous dirons que Napoléon, le plus grand capitaine des temps modernes, avait les cheveux plats de la poltronnerie et de la pusillanimité.

Poisons lents. — C'est une erreur de croire qu'il existe des poisons à l'aide desquels on peut déterminer la mort à une époque précise. La lenteur de l'action des poisons dépend de la faible quantité de substance toxique absorbée, et les prétendus poisons lents étaient tout simplement des lésions viscérales graves déterminées à la suite d'un empoisonnement aigu.

Préventions. — En médecine, elles ont nui à plus d'un succès. — Qui ne connaît les préventions avec lesquelles furent accueillis l'émétique, le quinquina, l'inoculation, la vaccine même, qui trouve encore tant d'esprits rebelles à la conviction de ses étonnants bienfaits?

Procréation des sexes à volonté.—Un médecin, qui s'est lancé dans le domaine sans limite de l'imagination, a écrit un volume de 400 pages pour dire ce que nous allons rendre en deux mots : *On aura un garçon ou une fille, selon que la femme effectuera la copulation sur le côté droit ou sur le gauche*, ce qui explique la détermination des sexes, anatomiquement, en disant que les œufs mâles sont dans l'ovaire droit, les œux femelles, dans le gauche.

Il faut une crédulité bien forte pour ajouter foi à de telles choses.—Et cependant, le docteur Millot ne s'est-il pas flatté que le duc d'Orléans n'a dû les trois princes, ses fils, qu'aux doctes leçons qu'il lui a données !

Pronostic. — Jugement que le médecin porte d'avance sur les changements qui doivent survenir pendant le cours d'une maladie.

« Le pronostic, nous disait un de nos anciens professeurs (1), ne consiste pas seulement à annoncer que telle maladie fera ou non succomber le malade ; il conduit encore à reconnaître, parmi les affections qui ne doivent pas entraîner la mort, celles qui se termineront par le rétablissement complet de la santé, celles qui resteront stationnaires, celles qui diminueront ou augmenteront par dégrés pendant tous le cours de la vie, à des époques qu'il est quelquefois possible de déterminer. Le pronostic s'étend aussi à la durée de la maladie ; aux symptômes accidentels qui peuvent s'y joindre, tels que le délire, les convulsions ; à l'époque à laquelle la terminaison aura lieu ; quelquefois même aux phénomènes critiques et consécutifs, enfin au retour de la maladie. » La réputation du médecin s'établissant souvent sur cette espèce de prédiction, on comprend avec qu'elle prudence il faut agir. Et cependant, combien de fois la nature en donnant raison à des charlatans les a fait passer pour grands docteurs !

Purgatifs. — On ne saurait trop insister sur ce point, que le médecin seul est apte à distinguer

(1) J. Cloquet.

les états morbides qui réclament l'emploi de moyens qui déterminent une véritable irritation sur le canal intestinal. — L'usage intempestif d'un purgatif peut avoir les conséquences les plus fâcheuses, et même dans certains cas donner la mort. — Que dire alors des *drastiques* ou purgatifs les plus énergiques, qui font la base de la fameuse médecine de Leroy. La promptitude de ses effets a frappé le vulgaire, mais souvent aussi il a trouvé sa perte justement où il cherchait son salut.

R.

Rage.—Si les moyens thérapeutiques employés contre cette horrible maladie sont restés jusqu'à ce jour sans succès, au moins ont-ils contribué à faire disparaître la coutume barbare d'étouffer entre deux matelas les malheureux chez lesquels la rage était déclarée. Aujourd'hui on ne doit plus craindre d'approcher d'un individu atteint de la rage, car il est prouvé qu'on n'a point a en redouter les morsures. — Combien de fois n'avons nous pas vu dans les hôpitaux les médecins, les dignes sœurs de charité, les gens de services même entourer des soins les plus affectueux les malheureux enragés. — On a même été jusqu'à mettre les doigts dans la bouche du patient, pour prouver que l'action de mordre était bien rare chez ses malheureux. — Il n'existe d'ailleurs aucun exemple de la rage communiquée de l'homme à l'homme.

Rebouteurs. — Nom donné dans les campagnes, à ces empiriques qui prétendent guérir en quelques jours les fractures et les luxations, et dont la réputation n'est jamais ébranlée quels que soient les accidents, les difformités et les mutilations dont leurs pratiques aveugles sont la cause. Et de pareils abus ont lieu de nos jours, et des hommes sans études préalables, sans titre aucun, parviennent à capter la confiance des ignorants et même à l'emporter sur des médecins modestes et véritablement instruits! — Vraiment il est à déplorer qu'il n'y ait point un ministère de police médicale où puissent se dénoncer de pareilles choses, et devant le tribunal duquel puissent paraître ceux qui déciment les populations en profitant de leur ineptie!

Recettes de bonne femme. Il est de toute évidence que des gens qui n'ont nullement étudié la médecine, qui ne peuvent constater si deux maladies sont identiques ou si un tempérament diffère d'un autre, il est évident, disons nous, que de tels gens doivent obtenir des effets merveilleux d'un remède qu'ils appliquent aussi bien à Pierre qu'à Paul, à Jacqueline qu'à Marguerite, à leur chien qu'au chat de leur voisine.

Rêves. — Il faut être bien ami du merveilleux pour croire que les prévisions instinctives, les pressentiments donnent naissance aux songes, et que ceux-ci doivent être regardés comme une interprétation de l'avenir; c'est simplement dans tout ce qui excite l'irritabilté nerveuse; la vivacité de l'imagination, les passions tristes, violentes, etc., qu'il faut chercher la véritable cause des rêves et non ailleurs. Qu'on ne dise donc plus quand le hasard fait qu'un songe se réalise ; *j'en étais sûr, je l'avais rêvé.* Ce n'est souvent que parce qu'on pense à une chose, qu'on la désire ou qu'on la craint, que l'imagination la reproduit en songe à notre esprit.

S.

Sages-femmes.—Jusqu'au règne de Louis XIV, les sages-femmes furent généralement en possession de l'art des accouchements; un chirurgien était rarement appelé, même dans les cas les plus désespérés. — Mais sous le règne du monarque absolu, l'accoucheur Clément fut appelé pour les couches de mademoiselle de La Vallière qui devaient être secrètes. — Toutes les dames de la cour imitèrent l'exemple du grand roi, et le préjugé qui avait fait réserver exclusivement aux femmes la pratique de l'art obstetricale, tomba presque en désuétude.

Saignée de précaution. — La saignée, qui soustrait promptement une quantité plus ou moins considérable de sang, et qui, par cela même, est précieuse pour combattre les inflammations aiguës, ne doit jamais être mise en usage, lorsqu'on se porte bien, surtout par précaution ; c'est s'ôter volontairement des forces, et si l'on est âgé, s'exposer à contracter diverses maladies, enfin s'habituer à une pratique dont la suppression peut offrir des dangers.

Sangsue. — On a accusé à tort à la nature venimeuse de cet annelide les douleurs et les accidents que cause quelquefois sa piqure : c'est une erreur, car le lieu de la morsure, ou la piqure de quelque filet nerveux, est la seule cause des douleurs ou des accidents qui peuvent survenir.

Scrofules. — Etat général constitutionnel consitant dans une altération particulière des liquides blancs, avec engorgement chronique des ganglions lymphatiques. Les scrofules ne sont pas contagieuses comme quelques personnes le croient, elles sont seulement transmises par l'hérédité, bien que des parents scrofuleux ne donnent pas toujours des enfants atteints de cette affection, surtout si l'un des deux est d'une bonne constitution.

Seconde vue. — Les adeptes de Mesmer n'ont pas trouvé assez de bizarrerie dans le somnambulisme artificiel, sans prêter aux sujets qu'ils se plaisent à endormir la faculté de voir soit à travers des corps opaques, soit à des distances considérables. — Une de ces prétendues sorcières s'engagea à me dire où j'irai le jeudi 6 février 1845. Comme j'étudiais la médecine à cette époque, elle m'assura m'avoir vu entrer chez le naturaliste Guy aîné, rue de l'Ecole de Médecine, n° 2, et faire l'acquisition d'une magnifique tête désarticulée, que j'avais payée, disait-elle, la somme de 90 fr. — Cette somnambule avait très-probablement rêvé ce jour là, car je n'étais point sorti de mon cabinet.

Somnambulisme artificiel (Voyez *Magnétisme*).

Songes (Voyez *Rêves*).

Syphilis (Voyez *Mercure*).

T.

Table Tournante. — Dès la fin des premiers mois de l'année 1853, des expériences nombreuses furent faites dans les contrées du Rhin, tendant à prouver la possibilité de faire tourner des tables au moyen de l'application des doigts sur ces meubles par quelques personnes formant une chaîne. — Ce qu'il y a de plus curieux, c'est que ces faits extraordinaires sont attestés par des hommes haut placés dans les sciences. — On prétend même que les tables répondent avec intelligence et talent aux questions qui leur sont adressées. — Nous allons laisser au docteur Keller, de Vienne, le soin d'expliquer ces phénomènes, en disant à nos lecteurs que nous sommes bien loin d'être convaincu sur la réalité de phénomènes qui n'ont jamais pu se manifester devant nous. Ecoutons cependant le docteur Keller :

Le nombre considérable des expériences auxquelles a donné lieu le phénomène des tables tournantes, dit-il, a convaincu des milliers de témoins. Le fait en lui-même est maintenant établi par les observations et les déclarations des hommes de la science les plus compétens. Mais si le fait est mis hors de doute, on se trouve placé en face d'une question tout aussi importante et qui demande une solution; cette question est celle-ci?

Quelle est la cause de ce phénomène?

Par suite de quelle force inconnue jusqu'ici se manifeste-t-il?

On a commencé par l'attribuer tout entier à une illusion, à une espèce d'hallucination, mais aujourd'hui cette solution est non-seulement insuffisante, on peut dire qu'elle est tout-à-fait dénuée de sens.

Les savans ont admis plusieurs explications que nous allons faire connaître successivement. Nous commencerons par la plus simple.

1°. — Si la table reçoit une impulsion, c'est le résultat d'une pression exercée sur elle, par les mains qui se sont juxtà posées pour former la chaîne. Cette pression varie selon les individus, aussi la direction s'exerce-t-elle du côté des personnes dont la pression est plus faible, par suite d'une pression plus forte, mais instinctive et involontaire,

2°. — Une seconde explication veut que le mouvement que reçoit la table soit tout simplement mécanique. Dans ce cas, ce serait le résultat d'une tension prolongée des mains et des bras. L'action musculaire allant toujours en croissant imprimerait une impulsion à la matière inerte, produirait des espèces d'oscillations invisibles aux yeux, et finirait par lui communiquer le mouvement.

3°. — D'autres croient trouver la clef du phénomène dans une force dynamique. Ceux-là pensent que des vibrations parties des muscles se communiquent aux fibres du bois, et que par cette communication la surface de la table reçoit à son tour des vibrations légères, il est vrai, mais qui en se suivant rapidement et en se multipliant augmentent de force à tel point qu'un mouvement de l'objet soumis à l'expérience devient possible.

4°. — D'autres, attribuant à la force moléculaire une action toute spéciale, admettraient que la réunion des mains produit un courant électro magnétique qui donne à la table un mouvement de rotation.

5°. — Enfin, d'autres regardent la force motrice comme le résultat d'une action pure de la volonté, en dehors de toute influence matérielle.

Le docteur Liéber, à Jénà, a comparé le déplacement de la table au mouvement d'une bague suspendue à un fil ou à un cheveu, et, d'après lui, la rotation de la table est due à la même illusion. Mais on peut objecter avec raison que si cette comparaison semble spécieuse, elle n'explique en rien le premier mouvement de la table. Que se passe-t-il dans l'expérience de la bague? Il arrive que même en serrant avec force le fil ou le cheveu entre deux doigts, la bague au bout de quelque temps oscille à droite ou à gauche, et que malgré l'intention la plus ferme de ne pas se prêter au mouvement, l'opérateur qui a ce mouvemeut sous les yeux en devient involontairement complice. Qu'on fasse tenter l'expérience par un aveugle, et elle ne réussira jamais.

Mais le cas de la table est bien différent. Il est incontestable que des enfants font tourner par l'application de leurs mains des tables beaucoup trop lourdes pour leurs forces naturelles, et pour lesquelles il faudrait l'effort d'un homme vigoureux. C'est là un point tout-à-fait digne de remarque, et qui rend ce phénomène si extraordinaire.

Selon moi, il n'y a là d'autre secret qu'une loi physique très-simple, c'est-à-dire que les plus petites forces additionnées infiniment peuvent exercer un très-grand effet.

M. Reller, professeur de physique à Vienne, parle d'une expérience qui avait été faite sans succès pendant cinq quarts-d'heure, lorsque tout-à-coup la table commença à vibrer et à se mouvoir avec un grand bruit. Tout le monde observa le plus profond silence, et bientôt la table fit entendre une espèce de soufflement analogue à celui d'une locomotive qui commence à se mettre en marche. Alors les cinq assistants se levèrent, tout en laissant leurs mains appliquées sur la table, et aussitôt celle-ci se pencha, puis pivota sur elle-même, avec la rapidité d'une feuille de papier soulevée par le vent Ceux qui faisaient la chaîne eurent la plus grande peine à la suivre dans ses mouvements précipités. Ce fut tout d'abord un cri d'étonnement et même de saisissement, de la part de ceux qui étaient présents. Quand nous fûmes remis de cette première émotion, nous nous livrâmes à une longue série d'expériences.

La chaîne avait été rompue un instant; mais dès qu'elle fut reprise, les oscillations et la rotation furent instantanées. Nous remarquâmes que dès que les habits ou les bras de ceux qui faisaient la chaîne, se trouvaient en contact entre eux, les mouvements cessaient tout-à-coup.

Le phénomène de la rotation de la table conduira sans doute à la découverte d'un grand nombre d'autres phénomènes.

Taches de Naissances. (Voyez *Envies*).

Tarentule. — La morsure de cette espèce d'araignée qu'on trouve principalement aux environs de Tarente (royaume de Naples), n'a rien de dangereux, comme on l'a cru longtemps, et ne produit point un désir extrême de danser (tarentisme) au son des instruments. — Si la musique a guéri des maladies imaginaires, telles que le *tarentisme*, c'est que les mouvements de l'individu prétendu affecté lui procuraient une abondante transpiration qu'il regardait comme capable d'expulser un venin qu'il ne possédait heureusement pas.

V.

Vaccine. — Maladie propre à la vache, et qui, transmise à l'homme (Vaccination) le préserve de la variole. — Que de détracteurs n'a pas eus l'immortel découverte du docteur anglais Jenner, auquel l'antiquité eût élevé des autels? On a dit et écrit. « La vaccination est fatale aux individus qui « y sont soumis ; elle devient la source de maladies « qui couvent longtemps dans le corps, pour se « manifester plus tard, et faire périr le malade. » La vérité au contraire est que la vaccine a arraché à la mort, ou à la mutilation, des milliers de personnes que moissonnait la variole, et que les gouvernements se sont empressés de la propager par tous les moyens dont ils ont pu disposer. Si la découverte de Jenner, trouve donc encore des opposants, ils doivent être réduits au silence par la presque totalité de nos contemporains, qui pour la plus grande partie doivent la vie et la santé à une pratique dont l'ignorance seule peut contester les avantages inappréciables.

Verre pilé. — Vainement les docteurs Franck, Chaussier, Sauvage, etc., ont multiplié les expériences sur toutes sortes d'animaux, afin de prouver que le verre pilé n'avait occasionné ni empoisonnement, ni déchirure, ni dérangement même, l'opinion commune n'en veut pas moins que ce soit là la seule base de la composition des boulettes, avec lesquelles la police, empoisonne dans les grandes chaleurs, les chiens errants ou démuselés. On comprendrait aisément que si l'on avalait un morceau de verre, ce corps agirait mécaniquemment comme le ferait tout corps étranger, mais les verres blancs ordinaires, composés de silicate de soude et de chaux, les verres de bouteilles faits avec du sable jaune, de la soude, des cendres et de l'argile, ne peuvent, étant pilés, produire le moindre accident.

Vipère. — Reptile ophidien ainsi appelé parce-qu'on a cru qu'il était le seul dont les petits sortissent vivants du corps de leur mère.

DICTIONNAIRE

DES PRONOSTICS

DANGEREUX ET MORTELS DES MALADIES (1).

A.

ABCÈS. — Ceux qui occupent des organes importants, tels que les poumons, le cœur, le foie, les reins, sont dangereux †. — Les abcès par congestion, les abcès soudains, sont mortels ††.

Si le pus des abcès s'épanche dans l'abdomen ou dans la poitrine, souvent mort ††.

ACCOUCHEMENT. — La femme véritablement chrétienne doit se mettre en état de grâce avant d'accoucher †.

---

(1) Ce signe † indique les cas graves, le signe †† les cas le plus souvent mortels.

Pronostics dangereux :

Maladies aiguës pendant la grossesse †. — Froid après l'accouchement †. — Fièvre de lait qui dure plus de 72 heures †. — Fièvre thyphoïde †.

Pronostics le plus souvent mortels :

Femme rachitique ††. — Phlegmasia àlba dollens (enflure de la cuisse, de la jambe et du pied) ††, — Femme phthisique ††. — Ballonnement du ventre après l'accouchement ††. — Délire ††. — Convulsions ††.

ANASARQUE. — Si la sérosité épanchée ne disparaît pas peu à peu, s'il survient diarrhée, érysipèles ou gangrène de la peau, mort ††. — La mort peut encore survenir par un hydrothorax consécutif à l'infiltration générale ††.

ANÉVRYSME du cœur, mortel ††. — Opérations des autres espèces d'anévrysme, dangereuses †.

ANGINE DE POITRINE. — Le pronostic est d'autant plus grave que le retour des accès est plus fréquent †. — La mort arrive souvent par asphyxie au milieu d'un accès ††.

ANGIOLEUCITE (inflammation des vaisseaux lymphatiques). — L'abondance ou la résorbtion de la suppuration est mortelle ††.

ANTHRAX MALIN. — Variété de postule maligne qui débute par des phénomènes généraux graves, amenant souvent la mort ††.

APOPLEXIE ††. — Une première attaque en laisse supposer d'autres ultérieurement †. — Si l'apoplexie dégénère en paralysie, grave †. — Apoplexie produite par chûtes, coups, mortelle ††. — Apoplexie des femmes en couches, mortelle ††. — Si la perte de connaissance persiste après la saignée, le malade meurt en quelques jours (1 à 7 jours) ††.

ASPHYXIE, mortelle ††.

ASTHME. — S'il amène la phthisie, grave †. — Chez les vieillards affaiblis, peut déterminer promptement la mort (catharrhe suffoquant) ††. — S'il se complique de pleurésie, d'hydropisie de poitrine, mortel ††. — Si œdéme des pieds, pouls faibles et sueurs froides, mort ††.

AVORTEMENT, d'autant plus dangereux qu'il approche du terme de la grossesse †. — S'il est provoqué, ou s'il produit une hémorrhagie, il peut devenir funeste ††.

B.

BLESSURES. — Si elles intéressent le cerveau, la moëlle épinière, les poumons, le cœur, le foie, l'estomac, la vessie, mortelles ††. — Si convulsions ou vomissements de sang, mort ++ — Blessures de la tête suivies de fièvre, délire, graves +.

BRULURES, si il y a délire, grave +. — Si elles occupent une large surface, mort en 72 heures ++.

C.

CALCULS BILIAIRES. — Peuvent déterminer l'inflammation de la vésicule, perforer les instestins, causer des péritonites mortelles ++.

CANCER, de l'uterus ou des mamelles, mortel ++.

CARDIALGIE, dans les fièvres graves, dangereuse +. — Dans les maladies chroniques, mortelle ++.—Si les extrémités se refroidissent dans la cardialgie, mort ++,

CARIE DES OS.—Maladie souvent funeste ++.

CARREAU. — Chez les enfants, grave +. — Chez les adultes, mortel ++.

CATALEPSIE.—Si cet état se prolonge, malgré les soins du médecin, mort ++.

CATARRHE CHRONIQUE, grave +. — Chez les vieillards affaiblis, très grave ++.

CHOLÉRA MORBUS. — Surtout épidémique, souvent mortel ✝✝ (1).

CATARRHE DE LA VESSIE (Cystite), grave à l'état aigu ✝.

---

(1) Doit-on administrer la communion dans des maladies de la nature du choléra ? Voici à cet égard, l'analyse des décisions des meilleurs théologiens, qu'un honorable ecclésiastique, M. l'abbé Delacroix, ancien grand vicaire à Nevers, a bien voulu nous transmettre :

En danger de mort, le prêtre doit toujours disposer le malade à recevoir non-seulement l'extrême-onction mais encore la communion. La communion peut et doit être donnée aux mourants même dans les maladies contagieuses ; nous voyons saint Charles Borromée donner la communion aux pestiférés.

Cependant dans les maladies où les vomissements sont fréquents, comme dans le *cholera*, on doit s'abstenir de donner la communion aux malades, à cause des inconvénients graves qui peuvent résulter par les vomissements. — Si le prêtre n'ayant pas connaissances des vomissements du malade lui avait administré la communion, et que le malade vint à vomir la sainte hostie, le prêtre devraient alors retirer avec soin cette hostie des matières rendues par le malade et la conserver dans le tabernacle jusqu'à ce que les saintes espèces fussent dissoutes. Quelques théologiens ont conseillé, pour plus de respect envers l'Eucharistie, aux prêtres fervents qui s'en sentiraient le courage, de consommer eux-mêmes cette hostie ; mais franchement ce conseil est imprudent ; ce zèle serait un zèle déplacé, car il y a eu des exemples de prêtres admirables dans leur foi, qui par cet acte qu'on peut appeler héroïque, se sont inoculé la maladie et sont ainsi devenus victime de leur foi et de leur charité.

COLIQUE DE PLOMB, grave †. — Accompagné de convulsions, renversement du corps, mortelle ††.

CONSOMPTION, grave †. — Celle qui accompagne des lésions du poumons, du cœur, etc., mortelle ††.

CONVULSIONS, avec délire, après de grandes pertes de sang, mortelles ††.

CRACHATS. — Ceux qui sont noirs et fétides présage la mort ††.

CROUP. — Le pronostic du vrai croup est le plus souvent mortel ††. — Il en est de même lorsqu'il règne épidémiquement et qu'il accompagne les fièvres exanthématiques ††.

D.

DÉJECTIONS. — Trop abondantes, à la suite des maladies de longue durée, mortelles ††.

DÉLIRE, en général grave †, celui qui succède à l'ivresse, ou celui qui cesse brusquement pour être remplacé par la stupeur, mortel ††.

DIABÈTES. — Maladie qui dure de plusieurs

mois à plusieurs années, et amène ordinairement la mort †.

DIARRHÉE. — Celles qu'on ne peut modérer est mortelle ††.

DYSSENTERIE. — Celles qui succèdent à l'hydropisie ou qui sont épidémiques deviennent souvent mortelles ††.

E.

ECLAMPSIE (affection convulsive se montrant vers la fin de la grossesse). — La vie de l'enfant, est, ainsi que celle de la mère, très-souvent compromise ††.

EMPOISONNEMENT, s'accompagnant de convulsions, délire, refroidissement des extrémités, mortel ††.

EPILEPSIE. —Si les attaques sont fréquentes et longues; si l'épilepsie se complique d'apoplexie, grave †. — Si elle succède à l'ivresse, souvent mort ††.

ERYSIPÈLE. — S'il disparaît brusquement ou se termine par gangrène, grave †. —S'il s'accomgne de délire ou de phénomènes adynamiques, mortel ††. — Il en est de même de l'érysipèle de la face qui peut produire l'inflammation des méninges (membranes qui recouvrent le cerveau).

ESQUINANCIE, ainsi que toutes les affections de la gorge sont graves, surtout chez les sujets d'un tempérament sanguin †.

F.

FIÈVRES. — Les fièvres graves (typhoïde) sont souvent mortelles ††. — Dans les fièvres intermittentes, la fièvre intermittente-quarte, est la plus longue et la plus dangereuse ††. — La fièvre intermittente d'automne est rebelle et grave †. — La fièvre intermittente pernicieuse, est très-grave ††. — Fièvre hectique, amène lentement la mort †.

FISTULE A L'ANUS, se compliquant de délire après l'opération, mortelle ††.

FOIE, les abcès et les plaies de cet organe sont souvent mortels ††.

FRACTURES. — Celles des os du crâne, compliquées de délire et de coma, souvent mortelles ††.

Celles des vertèbres peuvent être graves par les lésions de la moëlle qui peuvent en résulter †. — Celles des première et deuxième côtes, graves †. —

Celles des os du bassin peuvent être mortelles, en raison de la commotion des organes pelviens ††, celles du sacrum, très-graves, si lésions des nerfs sacrés ††. — Toute fracture avec écrasement des parties, tétanos, est grave †.

FRISSONS. — D'autant plus grave que leur durée est longue †.

G.

GANGRÈNE. — Celles des plaies est grave †; celle des organes internes est mortelle ††.

GASTRITE.—A l'état aigu ou résultat de l'empoisonnement, souvent mortelle ††.—A l'état chronique, grave †.

GOUTTE.—La mort peut être subite si la goutte se transporte sur un organe essentiel à la vie ††.

GRIPPE. — Simple, cette affection est peu grave, mais compliquée de bronchite et de pneumonie, elle peut devenir mortelle ††.

H.

HÉMOPTISIE (crachement de sang). — Quelquefois assez considérable pour donner la mort ††.

—Souvent prélude de maladies mortelles (tubercules pulmonaires) †.

HEMORRHAGIE. — Peut devenir mortelle en peu de temps ††. — Dans le scorbut, grave †.

HEPATITE. — A l'état aigu, la suppuration est dangereuse †. — La gangrène est mortelle ††.

HERNIE.—Toute hernie non réduite est dangereuse †. S'il y a *engouement* (arrêt de la circulation alimentaire), très-grave ††.—S'il y a *étranglement* (arrêt de la circulation veineuse, artérielle, nerveuse même), peut être mortelle ††. — Si la gangrène s'empare de l'intestin, mort ††. — S'il faut débrider la hernie, souvent mort ††.

HOQUET. — Dans la hernie, grave †. — Mortel dans la gangrène ou dans les fièvres pestilentielles ††.

HYDROPISIE.—Maladie grave †. — Si symptomatique d'une autre affection, très-grave ††. — Si dévoiement avec rétention d'urine, dypsnée et râlements, mortelle ††. — Abcès ou taches jaunes aux jambes, dans l'hydropisie, mortels ††.

I.

INDIGESTION. — Souvent funeste pour les vieilliards ou les convalescents ††.

INFLAMMATION.—En général grave †. Celle des organes essentiels à la vie, souvent mortel ††.

IVRESSE, suivie de convulsions, coma et apoplexie, est mortelle ††.

J.

JAUNISSE. — L'hydropisie qui succède à une jaunisse invétérée est le plus souvent mortelle ††. Vomissements et hoquet, graves †.

L.

LANGUE. — Noire, dans les fièvres graves, dangereuse †, tremblante dans des affections aiguës, mort ††.

LÈVRES. — Pendantes et livides, signe de mort ††.

LUXATIONS. — Celle de la première vertèbre cervicale sur la deuxième peut comprimer ou déchirer la moëlle, d'où mort subite ††. Celle du pied (tibio astragalienne) peut déterminer des accidents inflammatoires mortels ††.

M.

MARASME, précède ordinairement la mort ††.

MÉMOIRE. — Lorsque cette faculté précieuse se perd subitement, elle présage une attaque d'apoplexie †.

MÉNINGITE. — La constipation et la suppression des urines sont d'un mauvais pronostic †. Il en est de même lorsque les urines deviennent troubles avec contractions des muscles des mâchoires †.

MÉTRITE, grave †, souvent mortelle ††.

MORVE AIGUE. — Dans cette maladie fébrile transmise du cheval à l'homme, le malade succombe à tous les accidents généraux des résorptions purulentes et des fièvres de mauvais caractère ††.

MUGUET. — Celui qui est idiopathique est peu grave. Mais le symptomatique, qui attaque tous les âges, est très-grave †† (M. Valleix compte 22 morts sur 24 cas.)

MYÉLITE (inflammation de la moëlle épinière). — Presque toujours mortelle ††.

O.

ONANISME. — Cette horrible pratique continuée longtemps, conduit fatalement au tombeau ††.

OPÉRATIONS CHIRURGICALES. — Dangereuses en général par les complications qui peuvent survenir †. Les grandes opérations telles qu'amputations, lithotritie, etc., amènent la mort chez une partie des sujets qui y sont soumis ††.

OPHTHALMIE.—A l'état aigu intense, cette maladie peut s'étendre à tout l'œil et enlever l'organe et le malade ††.

P.

PALPITATIONS.—Celles dont la durée est très-longue peut amener la mort subitement par la rupture du cœur ††.

PANARIS. — Quand cette inflammation se propage des doigts à la main, à l'avant-bras, au bras, enfin à l'aisselle, le pronostic est grave †. Le panaris qui se complique de gangrène et de convulsions est très-grave ††.

PARALYSIE. — En général dangereuse †. La paralysie qui s'accompagne de mutisme, hoquet, grincement de dents, déjections alvines involontaires, est mortelle ††. Celle du diaphragme, en interrompant la respiration, est également mortelle ††.

PAROTIDES. — Celles qui compliquent les fièvres graves sont souvent mortelles ††.

PEAU.—Dans les maladies longues, la peau terreuse annonce une issue funeste ††. — La couleur cyanosée de la peau dans le choléra morbus, est un symptôme très-grave ††.

La disparition des taches de la peau, suivie de délire, annonce une terminaison fâcheuse ††.

PÉRIPNEUMONIE. — Si elle attaque les vieillards ou si elle se complique de délire, cette affection est mortelle ††. — Il en est de même si les ongles noircissent et se recourbent ††.

PÉRITONITE. — Souvent funeste (de 24 heures à 8 jours) ††. — Péritonite chronique, amène souvent marasme et mort †.

PHRÉNÉSIE, non vulgaire de la *Meningite*, (*Voyez* ce mot).

PHTHISIE. — Maladie ordinairement mortelle. Les cheveux qui tombent aux phthisiques, l'œdème des jambes, les hémorrhagies, sont des symptômes très-graves ††. Les projets que forment les phthisiques pour l'avenir, sont aussi un pronostic défavorable †.

PIERRE. — Maladie grave, souvent mortelle, surtout si le malade est âgé ou affaibli par les douleurs, ou quand on doit pratiquer l'opération ††.

PLEURÉSIE. — Celle qui vient compliquer l'asthme ou qui se complique de pneumonie est souvent mortelle ✝✝. Il en est de même de la pleurésie avec épanchement, de celle qui atteint les vieillards, enfin de celle qui succède à l'érysipèle ✝✝.

PNEUMONIE. — Plus dangereuse que la pleurésie ✝, très-grave chez les individus d'un tempérament sanguin ✝, et lorsquelle se complique de délire et d'aphonie.

PUSTULE MALIGNE. — Amène souvent gangrène et mort dans la dernière période ✝✝.

R.

RAGE. — Mortelle ✝✝.

RETENTION D'URINE. — Fièvre violente, transpiration fortement urineuse ou amoniacale, grave ✝. —Si inflammation, gangrène, rupture de vessie, mortelle ✝✝.

RHUMATISME ARTICULAIRE. — Grave par ses suites ou lorsqu'il se transporte sur un organe essentiel à la vie ✝✝.

ROUGEOLE.—Avec complication, grave ✝. La disparition subite de l'exanthème, peut amener la mort en peu de jours ✝✝.

S.

SCARLATINE.—Simple, guérit heureusement, maligne, le plus souvent mortelle ✝✝.

SCORBUT. — Le pronostic est très-grave lorsqu'il y a dypsnée, œdème des jambes et hémorrhagies considérables, ou lorsqu'il atteint les vieillards ✝✝.

SQUIRRHE (Voyez *Cancer*).

SYNCOPE. — Indique souvent maladie de cœur ✝.

U.

ULCÈRES.—La maladie qui succède à d'anciens ulcères à la jambe est quelquefois mortelle ✝✝.

V.

VARIOLE. — Souvent mortelle après la puberté ✝✝. — Quand il survient un crachement de sang, de violentes céphalalgie, toux et convulsions, mort ✝✝ le trismus est d'un pronostic funeste ✝✝. — Urines sanglantes, grave ✝. Si le onzième jour, les mains et les pieds ne sont pas gonflés, mort ✝✝. La variole compliquée ou suivie de scorbut est aussi mortelle ✝✝.

VOMIQUE, peut causer la mort ✝✝.

FIN.

STATISTIQUE GÉNÉRALE

DU

CORPS MÉDICAL EN FRANCE.

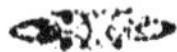

DÉPARTEMENTS.	DOCTEURS.	OFFICIERS de Santé.
Ain................	104	30
Aisne..............	101	166
Allier.............	95	34
Alpes (Basses)........	52	40
Alpes (Hautes).......	20	15
Ardèche............	84	12
Ardennes...........	52	58
Ariège.............	70	50
Aube...............	67	65
Aude...............	112	70
Aveyron............	180	22
Bouches-du-Rhône....	241	120

DÉPARTEMENTS.	DOCTEURS.	OFFICIERS de Santé.
Calvados	155	105
Cantal	120	15
Charente	116	95
Charente-Inférieure	150	88
Cher	65	34
Corrèze	134	39
Corse	50	210
Côtes-d'Or	140	99
Côtes-du-Nord	80	88
Creuse	85	35
Dordogne	185	175
Doubs	90	64
Drôme	78	35
Eure	97	100
Eure-et-Loir	75	32
Finistère	82	30
Gard	186	95
Garonne (Haute)	183	198
Gers	116	235
Gironde	276	184
Hérault	260	100

DÉPARTEMENTS.	DOCTEURS.	OFFICIERS de Santé.
Nièvre.	90	29
Nord.	210	306
Oise.	76	108
Orne.	112	78
Pas-de-Calais.	102	279
Puy-de-Dôme.	158	60
Pyrénées (Basses).	138	125
Pyrénées (Hautes). . . .	84	150
Pyrénées (Orientales). .	64	140
Rhin (Bas).	142	60
Rhin (Haut).	110	35
Rhône.	260	51
Saône (Haute).	82	76
Saône-et-Loire.	131	46
Sarthe.	87	61
Seine.	1.597	217
Seine-Inférieure.	191	183
Seine-et-Marne.	96	69
Seine-et-Oise.	154	76
Sèvres (Deux).	113	24
Somme.	85	192

DÉPARTEMENTS.	DOCTEURS.	OFFICIERS de Santé.
Nièvre	90	29
Nord	210	306
Oise	76	108
Orne	112	78
Pas-de-Calais	102	279
Puy-de-Dôme	158	60
Pyrénées (Basses)	138	125
Pyrénées (Hautes)	84	150
Pyrénées (Orientales)	64	140
Rhin (Bas)	142	60
Rhin (Haut)	110	35
Rhône	260	51
Saône (Haute)	82	76
Saône-et-Loire	131	46
Sarthe	87	61
Seine	1.597	217
Seine-Inférieure	191	183
Seine-et-Marne	96	69
Seine-et-Oise	154	76
Sèvres (Deux)	113	24
Somme	85	192

DÉPARTEMENTS.	DOCTEURS.	OFFICIERS de Santé.
Tarn...............	155	45
Tarn-et-Garonne.....	86	60
Var...............	163	96
Vaucluse...........	120	79
Vendée.............	119	78
Vienne.............	111	79
Vienne (Haute).......	125	50
Vosges.............	85	25
Yonne..............	123	92
TOTAL.......	11.345	7.089

Liste

DES SOUSCRIPTEURS.

	Exemplaires.
Augey, médecin à Bordeaux...........	1
Aymard, docteur à St-Pétersbourg......	2
Aussaguel, prêtre à Gabriac...........	2
Autard, médecin à Boulbon...........	1
Bayol, curé à St-Avit...............	1
Berly, instituteur à Roppentzwiller.....	1
Biard, curé à Tiergeville.............	1
Brouck, docteur à Stuggard..........	1
Blaise, docteur à Chatenois...........	1
Blanc, curé aux Mées................	1

	Exemplaires.
Bompas (l'abbé) à Cornillon...........	1
Bruchon, à St-Denis (Saône-et-Loire),...	1
Burgstahler, curé à Avolsheim........	1
Cancé (l'abbé), à Asprières............	3
Canceau, médecin à Breme...........	1
Cazeaux, instituteur à Paris...........	1
Chapus, curé à Montelus..............	1
Chapput, chirurgien à Riga...........	1
Conan (l'abbé), à Plouaret............	1
Corbiot, docteur à Villeneuve-de-Duras.	1
Cordier, pharmacien à Soissons........	1
Courthodon, docteur à Montluçon......	1
C..., curé des Ardennes..............	5
Curé (M. le) de St-Jacques du Haut-Bas, à Paris...........................	4
Curé (M. le), de Tesson..............	1
David, instituteur à Grabels..........	1
David, docteur à Alger...............	1

Exemplaires.

Delacroix (l'abbé), à Paris............. 3

De Montbrun, à Vienne (Isère)........ 4

Denès, curé à Plouaret................ 1

Depping, médecin à Bordeaux.......... 1

Dorio, curé aux Portes............... 2

Dupont, médecin dentiste à Paris....... 5

Etève, docteur à Lussac.............. 4

F...., curé de Maine-et-Loire........ 1

Fabre, curé à Eyguières.............. 1

Fascio, professeur de musique à Paris... 1

G..., ecclésiastique, de la Drôme...... 1

Giehl, comptable à Batignolles........ 1

Ginge, recteur à Bezaudun........... 1

Godelewski, docteur à Sorgues......... 1

Gonnet, docteur à Sorgues........... 1

Gouillé, maître de pension à Nantes.... 2

Exemplaires.

Goy, curé à Saint-Loup-sur-Cher....... 1

Grandemange, calculateur mental...... 5

Haigron (Jules), prêtre à Dompierre... 1

Halmann, naturaliste à Dublin......... 1

Hanus, curé à Anthelupt............. 2

Jacobi père, docteur à Schiltigheim..... 1

Jacquot de Vallois, professeur à Metz.. 2

Jegado, curé à Kvignac.............. 1

Jifflirsker, orientaliste à Rome,....... 1

Jouy, curé de Rambouillet............ 5

Jouy, chimiste à Anvers.............. 2

Kaufmann, ingénieur opticien à Amiens . 1

Kramer, professeur à Paris........... 2

Lavigne, médecin vétérinaire à Blagnac.. 5

Lancien (l'abbé), à Plouaret........... 2

Leclerc Patin, rentier à Buchy........ 1

Lefèvre, chef d'institution à Attigny.... 4

Exemplaires.

Lefèvre (Auguste), à Aubigny en Artois........................... 1

Lefrançois, curé à Carcagny.......... 1

Léony, docteur à Salornay............ 1

Libraire (un), de Bruxelles............ 26

Libraire (un), de Londres............. 13

Libraire (un), de Strasbourg.......... 26

Libraire (un), de Montpellier.......... 26

Malavieille, prêtre, à Tesson.......... 1

Maresse, professeur de musique à Paris.. 5

Nuc, prêtre à Leguillois-de-Lauche..... 1

Nugent, médecin à Wesmenster........ 2

Mordret, docteur au Mans........... 2

Paillard, curé à la Ferté-Gaucher...... 1

Palma, professeur à Cette............ 1

Perré, curé de Monteil............... 1

Peyré, docteur à Nantes............. 1

Exemplaires.

PIROUX, directeur de l'Institut des Sourds-Muets de Nancy.................... 1

PRODHOMME, littérateur à Paris.......... 1

RABIOT, rue de la Harpe, 55........... 5

RIMBOUX (l'abbé), à Pruniers........... 12

ROCHE (l'abbé), à Mandaille........... 1

ROCHE, chirurgien à Brest............. 1

ROGER, curé de Bompas.............. 4

ROUAT (l'abbé), à Plougastel........... 1

ROUET, médecin à Saxe Cobourg....... 1

SALMON, curé à La Chapelle-Rablais..... 5

SORLIN D'ORIGNY, médecin dentiste à Paris............................ 1

SOUQUET, pharmacien à Sijean......... 1

TERTIAN, docteur à Eyragues.......... 4

VASSART, curé de Fournes (Nord)...... 30

Exemplaires.

Victor Jacquet, professeur à Paris..... 1

Vilon, docteur à Tostat.............. 6

Wolfsohn, professeur à Paris.......... 10

Melun. — Imprimerie de DESRUES.

www.ingramcontent.com/pod-product-compliance
Ingram Content Group UK Ltd.
Pitfield, Milton Keynes, MK11 3LW, UK
UKHW022113260726
13993UKWH00001B/495